Julia Sparmann
Lustvoll körperwärts

Die Reihe »Angewandte Sexualwissenschaft« sucht den Dialog: Sie ist interdisziplinär angelegt und zielt insbesondere auf die Verbindung von Theorie und Praxis. Vertreter_innen aus wissenschaftlichen Institutionen und aus Praxisprojekten wie Beratungsstellen und Selbstorganisationen kommen auf Augenhöhe miteinander ins Gespräch. Auf diese Weise sollen die bisher oft langwierigen Transferprozesse verringert werden, durch die praktische Erfahrungen erst spät in wissenschaftlichen Institutionen Eingang finden. Gleichzeitig kann die Wissenschaft so zur Fundierung und Kontextualisierung neuer Konzepte beitragen.

Der Reihe liegt ein positives Verständnis von Sexualität zugrunde. Der Fokus liegt auf der Frage, wie ein selbstbestimmter und wertschätzender Umgang mit Geschlecht und Sexualität in der Gesellschaft gefördert werden kann. Sexualität wird dabei in ihrer Eingebundenheit in gesellschaftliche Zusammenhänge betrachtet: In der modernen bürgerlichen Gesellschaft ist sie ein Lebensbereich, in dem sich Geschlechter-, Klassen- und rassistische Verhältnisse sowie weltanschauliche Vorgaben – oft konflikthaft – verschränken. Zugleich erfolgen hier Aushandlungen über die offene und Vielfalt akzeptierende Fortentwicklung der Gesellschaft.

Band 12
Angewandte Sexualwissenschaft
Herausgegeben von Ulrike Busch, Harald Stumpe,
Heinz-Jürgen Voß und Konrad Weller,
Institut für Angewandte Sexualwissenschaft
an der Hochschule Merseburg

Julia Sparmann

Lustvoll körperwärts

Körperorientierte Methoden für die Sexuelle Bildung von Frauen

Psychosozial-Verlag

Bibliografische Information der Deutschen Nationalbibliothek
Die Deutsche Nationalbibliothek verzeichnet diese Publikation
in der Deutschen Nationalbibliografie; detaillierte bibliografische Daten
sind im Internet über http://dnb.d-nb.de abrufbar.

Originalausgabe

E-Mail: info@psychosozial-verlag.de
www.psychosozial-verlag.de

Illustration: illustrakt, www.illustrakt.de
Umschlaggestaltung nach Entwürfen von Hanspeter Ludwig, Wetzlar
ISBN 978-3-8379-2736-8 (Print)
ISBN 978-3-8379-7391-4 (E-Book-PDF)
ISSN 2367-2420

Inhalt

Einleitung

Die Idee des lebenslangen Lernens durchdringt unangefochten alle Bildungsbereiche. Auch die Sexualität ist davon nicht ausgeschlossen, wie es die Sexualwissenschaft längst anerkennt.

Doch gestatten wir uns dieses lebenslange Fragen, Forschen und Lernen auf diesem Gebiet als Erwachsene? Was gibt es in puncto Sexualität für Erwachsene noch Neues zu erfahren? Und wie werden wir dabei unterstützt?

Trotz der sogenannten »sexuellen Liberalisierung« in der Gesellschaft sind Frauen heute nicht so »sexuell erfüllt«, wie sie es sich wünschen. Die Aneignung der eigenen Lust und Sexualität stellt bis heute eine Herausforderung dar, bei der es kaum Unterstützung gibt (vgl. Haarmann, 2011). Dieser Band hat zum Ziel, genau diese Unterstützung anzubieten.

Das Buch richtet den Blick auf die Möglichkeiten lebenslangen sexuellen Lernens insbesondere für Frauen im Rahmen Sexueller Bildung. Den eigenen Körper gut »zu bewohnen«, neue Perspektiven zu entdecken und die eigenen sexuellen Kompetenzen zu erweitern ist Anliegen der hier aufbereiteten körperorientierten Methoden.

Der Methodenband richtet sich an Fachleute aus der Sexuellen Bildung, der Sexualberatung, der Sozialen Arbeit, der Psychotherapie und der Medizin, die Möglichkeiten der ganzheitlichen Sexuellen Bildung entdecken und praktizieren wollen.

Zum Aufbau des Methodenhandbuchs

Standortbestimmung und Herkunft der Methoden

Dieses Methodenhandbuch stellt körperorientierte Methoden für die Sexuelle Bildung von erwachsenen Frauen zur Verfügung. Es stellt besonders den Körper als Ort des Lernens und der Selbsterfahrung in den Mittelpunkt. Anknüpfend an die Prinzipien der (neo)emanzipatorischen Sexualpädagogik (vgl. Valtl, 1997) habe ich bei der Auswahl und Bearbeitung der Methoden den Anspruch verfolgt, eine wissenschaftlich fundierte, aktuelle und ideologiefreie Sichtweise von Sexualität zu vermitteln. Darüber hinaus haben die Methoden das Ziel, ein lustfreundliches und sexualitätsbejahendes Lern- und Erfahrungsfeld zu eröffnen. Sie regen sexuelle Aneignungs- und Lernprozesse an, die die Entfaltung des individuellen sexuellen Potenzials unterstützen. Sie fördern das Bewusstsein für ganzheitliche sexologische Zusammenhänge, intensivieren und harmonisieren das sexuelle Erleben und unterstützen eine selbstbestimmte Ausgestaltung der eigenen Sexualität.

Der vorliegende Band beinhaltet eine Sammlung körperorientierter Methoden. Er basiert vordergründing auf Körperwissen und Methoden aus vier verschiedenen Traditionen: aus den körper(psycho)therapeutischen Traditionen, dem klinisch-sexologischen Ansatz Sexocorporel, dem Neo-Tantra und dem Achtsamkeitstraining. Deren Hintergründe und Wirkungsweisen für die Sexuelle Bildung habe ich in dem Band *Körperorientierte Ansätze für die Sexuelle Bildung junger Frauen* (2015) ausführlich untersucht und reflektiert.

Körper(psycho)therapien stellen eine grundlegende Ressource für körperorientierte Ansätze dar. Unter dem Begriff lassen sich verschiedene körperorientierte Therapierichtungen fassen, die durch die Arbeit mit dem Körper psychosomatische Heilungsprozesse anstreben. Die Ansätze sind dabei in Theorie und Praxis unterschiedlich ausgeprägt. Was sie verbindet, ist eine an der Ganzheitlichkeit orientierte Perspektive, in der die körperliche Dimension menschlichen Erlebens und menschlicher Erfahrung gleichwertig neben der psychischen Dimension steht (Marlock & Weiss, 2007).

Sexocorporel versteht sich als ganzheitlicher sexologischer Ansatz mit einer umfassenden Sichtweise der menschlichen Sexualität. Er integriert physiologische, emotionale, kognitive und Beziehungskomponenten, die das sexuelle Erleben ausmachen. Er stellt das sexuelle Lernen und die sexuelle Funktionalität in den Vordergrund und verfolgt im weitesten Sinne die Intention sexueller Gesundheit (vgl. Gehrig, 2013, S. 1; Bischof, 2012).

Neo-Tantra ist eine Synthese aus traditioneller östlicher tantrischer Kulturpraxis und westlichen Selbsterfahrungs- und Therapieansätzen. In den 1960er und 1970er Jahren wurden unter dem Begriff Neo-Tantra östliche Philosophie, Spiritualität und damit verbundene tantrische Kulturtechniken in neue Formate transformiert, um sie für abendländisch sozialisierte Menschen verstehbar zu machen und gewinnbringend für das Bestreben nach Persönlichkeitsentwicklung und sexueller Entwicklung einzusetzen.

Achtsamkeitsübungen gewannen gesteigerte Popularität in der westlichen Welt durch das 1997 von Dr. Jon Kabat-Zinn entwickelte Übungsprogramm »Achtsamkeitsbasierte

Stressreduktion« (Mindfulness-Based Stress Reduction – MBSR). Kabat-Zinn greift buddhistische Meditationstechniken wie die stille ungerichtete Meditation, aufmerksamkeitsfokussierende Meditationen und Yoga auf, säkularisiert diese und untersucht deren medizinisch-therapeutischen Nutzen. Achtsamkeitsansätze haben sich heute erweitert und werden verschiedentlich interdisziplinär eingebunden (Schmidt, 2015). Wissenschaftliche Studien untermauern zahlreiche positive Auswirkungen auf die allgemeine Gesundheit, auf die Körperwahrnehmung, auf die Aufmerksamkeit und den Umgang mit Emotionen (vgl Hölzel, 2015). Auch im Bereich der sexuellen Gesundheit von Frauen wurden positive Auswirkungen in Verbindung mit Verhaltenstherapie bereits nachgewiesen. Es liegen positive Resultate bei Frauen mit Lustlosigkeit, Schmerzen im Bereich der Vulva, in der Brustkrebs-Nachsorge sowie bei Frauen mit sexualisierter Gewalterfahrung vor (vgl. Brotto & Heiman, 2007; Brotto et al., 2015; Brotto & Basson, 2014; Brotto & Woo, 2009).

In der Anwendung der Methoden können Sie von den unterschiedlichen Akzenten der beschriebenen Ansätze profitieren. Weiterhin reichern musik- und theaterpädagogische Verfahren das Methodenhandbuch an. Die Ursprünge der Methoden werden jeweils im Informationsfenster zu Beginn jeder Methode angezeigt. Ich habe sie teilweise weiterentwickelt und für die Sexuelle Bildung modifiziert.

Körperorientierung – Das Lernen vom Körper

Körperorientierung, oder das Lernen vom Körper (Gies & Koppermann, 2004), meint in der Sexuellen Bildung zweierlei Aspekte: Der erste Aspekt ist eine interessierte Selbstwahrnehmung, die, unabhängig von der genutzten Methode, körperliche Reaktionen bewusst registriert. Unbewusste und unwillkürliche Prozesse auf der körperlichen Ebene können so reflektiert werden, so zum Beispiel Emotionen oder erotische Spannungen, die in der inhaltlichen Beschäftigung mit einem Thema ausgelöst werden können. Der zweite Aspekt ist das sinnlich-konkrete Lernen über Körperarbeit. Unter dieser Form der Körperarbeit können Entspannungs- und Wahrnehmungsübungen, das Erforschen der Zusammenhänge von Atem, Muskeltonus und Bewegung als körperbezogene Selbsterfahrungsübungen und kreative Arbeitsweisen gefasst werden. Eigene (Körper-)Erfahrungen können dadurch zur Quelle von individuellen sexuellen Lernprozessen, Entdeckungen und Erkenntnissen werden (vgl. ebd., 2004).

Die Methoden aktivieren ganz bewusst körperliche sexuelle Kompetenzebenen: die energetische, die praktische und die tiefere körperliche Ebene. In diesem Methodenband werden in der Regel alle drei körperbezogenen Ebenen angesprochen. Sie werden von Karl-Heinz Valtl wie folgt beschrieben (vgl. Valtl, 2012):

- energetische sexuelle Kompetenz: Methoden zur Freisetzung, Stärkung, Erhaltung und Entladung der sexuellen Energie
- praktische sexuelle Kompetenz: praktische sexuelle Techniken und Stellungen im Zusammenhang mit konkretem sexologischen Körperwissen
- tiefere körperliche sexuelle Kompetenz: Methoden zur Stärkung eines positiven integren Körpergefühls und der sinnlichen Präsenz

Methodik

Sie finden die Methoden in diesem Buch in vier Rubriken vor: Wohnen im eigenen Körper; Atem, Stimme, Sprache; Muskeltonus und Bewegung; Berührung. Diesen vier Hauptrubriken ist ein Block mit spielerischen Einstiegsmethoden vorangestellt. Jede Rubrik wird mit Hintergrundinformationen zum jeweiligen Schwerpunkt eingeleitet. Darüber hinaus liegt im Anhang übergreifendes Körperwissen vor. Jede Methode wird durch ein Übersichtsfenster eingeleitet, in dem Zielsetzungen, Ursprung und Charakter der Methode sowie Zeitempfehlungen und Materialangaben zusammengefasst werden. Die Reihenfolge der Methoden im Handbuch soll nicht als fester Aufbau für die Seminargestaltung verstanden werden. Sie können die Methoden je nach Zielsetzung des Seminarangebots vielfältig kombinieren. Die Methoden lassen sich auch gut mit kritisch-reflexiven, kognitiv verhandelnden Methoden verbinden, die hier nicht immer explizit aufgeführt werden. Sie können die Methoden je nach Situation und Gruppe anpassen und kreativ weiterentwickeln. Die Abläufe der Methoden sind so aufbereitet, dass Sie immer bereits einen Vorschlag zur sprachlichen Anleitung vorfinden. Dieser ist als Angebot zu verstehen und kann von Ihnen individualisiert werden. Nach jeder Methode ist eine Reflexionseinheit vorgesehen, wobei die vorgeschlagenen Fragen in der Ich-Form gehalten sind, um die Subjektivität hervorzuheben. Die Reflexionseinheiten können abhängig von der Gruppendynamik und dem Vertrauensklima in Selbstreflexion, als Kleingruppenaustausch oder in der Großgruppe stattfinden.

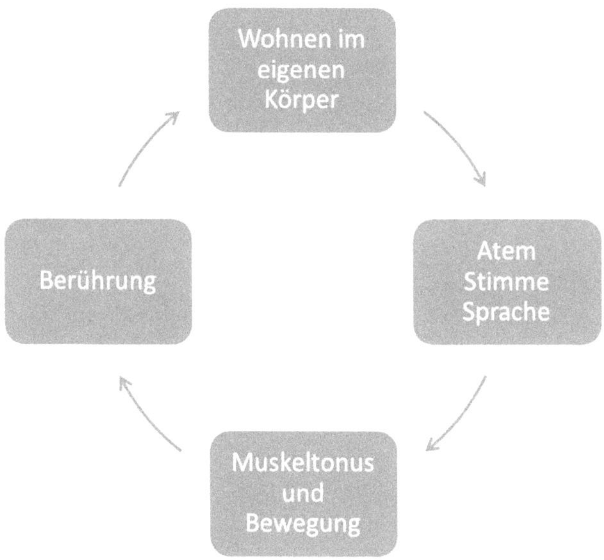

Abb. 1: Rubriken des Methodenbands

Intimitätsgrad

Der Intimitätsgrad, der im Informationsfenster am Anfang jeder Übung in diesem Buch angegeben ist, stellt eine Orientierung für die Übungsleiterin dar. Mit steigendem Vertrauensklima in einer Gruppe können Sie Methoden mit höherem Intimitätsgrad anwenden. In jedem

Fall sollte das Gruppenklima für die Auswahl der Methoden ausschlaggebend sein. Wenn Sie Übungen mit höherem Intimitätsgrad zum Ziel der Seminareinheit haben, bereiten Sie die Atmosphäre mithilfe niederschwelliger Übungen gut vor und geben Sie einen klaren Überblick über die Methode. Transparenz über die Abläufe unterstützt das Vertrauensklima und verhilft den Frauen zu einem selbstbestimmten Umgang mit den Methoden. Das Aussteigen aus einer Methode bzw. individuelle Modifikationen durch die Teilnehmerinnen sind unbedingt erlaubt.

Die Angaben zum Intimitätsgrad der Übungen sind folgendermaßen zu verstehen:

- niedrig: niederschwellige Methoden; ohne starke emotionale oder körperliche Sichtbarkeit; Einstiegsspiele
- mittel: Methoden, die ganzkörperliche Aktivität einschließen; Übungen zur ganzheitlichen Energetisierung; Theaterübungen; Übungen zur Sprachfähigkeit
- hoch: Methoden mit stärkerer emotionaler und körperlicher Sichtbarkeit; Methoden, die Berührungen einschließen

Zielgruppe

Die in diesem Buch vorgestellten Methoden sind für Frauengruppen konzipiert. Die Konzeption schließt sich an die feministisch inspirierte Sexualpädagogik an, die Identifikations- und Schutzräume betont. Die Geschlechtertrennung wird zwar gerade in jüngeren Diskursen auch der Kritik der Reproduktion von Geschlechtsnormierungen unterzogen (vgl. Tuider et al., 2012); dennoch sehe ich im Zusammenhang mit körperorientierten Methoden, die weibliche Körper in ihren vielfältigen Erscheinungsformen und Erlebensweisen in den Mittelpunkt stellen, geschlechtshomogene Räume als große Ressource und geschützten Raum zum Experimentieren an. Das Ähnliche und Verbindende wird zur stärkenden Basis – die Unterschiede können besondere Anerkennung finden und Vielfalt bewusst machen. Dadurch werden Frauen in ihrem Selbstbewusstsein und in ihrem authentischen integren Verhalten unterstützt.

Erwachsene Frauen greifen auf vielfältige, sehr unterschiedliche biografische Momente zurück, die in ihre Körperwahrnehmung, ihr erotisches und sexuelles Erleben sowie in die Gestaltung ihres sexuellen Lebensstils einfließen: Über Prägungen und Erfahrungen im Elternhaus, in der Peergroup sowie in Partner*innenschaften haben sie sich bewusst oder unbewusst einen Umgang mit ihrem Körper angeeignet, kognitive, emotionale und körperliche sexuelle Kompetenzen erworben, individuelle Haltungen im Umgang mit Verhütungsmitteln und Familienplanung entwickelt und diesbezüglich Entscheidungen getroffen. Als besonders einschneidend für das weibliche Körperempfinden gelten die Veränderungen und Erfahrungen, die mit der Mutterschaft einhergehen. Mit Schwangerschaft, Geburt und Stillzeit verändert sich das bisher gewachsene Körperbild und Körpererleben in Gestalt und Funktion (vgl. Tschudin, 2016). Auch die Menopause, Alterungsprozesse oder mögliche Krankheiten können sich auf die Körperrezeption auswirken, damit einen starken Einfluss auf die Sexualität haben und neue Fragen aufwerfen. Der Weg sexuellen Lernens erscheint damit als ein umfassender, individueller und kreativer Prozess.

Auch soziokulturelle Aspekte spielen eine entscheidende Rolle. Es haben sich in der modernen Gesellschaft Körperideale entwickelt, die vor allem die Attraktivität und Funktionalität (im Sinne von Leistungsfähigkeit) weiblicher Körper und sexueller Performance betonen (vgl. Hinz et al., 2006). Körperideale haben einen prägenden Einfluss auf die Körperrezeption von Frauen, ihre sexuelle Selbstsicherheit und das sexuelle Erleben.

Der sexuellen Selbstbestimmung von Frauen wurde seit der Sexuellen Revolution und den politisch-rechtlichen Errungenschaften der Frauenbewegung der Weg geebnet. Trotz der sogenannten »sexuellen Liberalisierung« in der Gesellschaft, ergibt sich »sexuelle Erfüllung« jedoch immer erst durch die subjektive Aneignung des Körpers und der sexuellen Lust. Diese Aneignung stellt Frauen vor Herausforderungen. Sie kann nur über eine Vielzahl von Schritten, über ganz individuelle sexuelle Revolutionen im eigenen Leben stattfinden (vgl. Haarmann, 2011; Sparmann, 2015).

Leitung

Wer körperorientiert arbeiten möchte, sollte auf jeden Fall die Lust am eigenen Körper mitbringen. Wählen Sie die Methoden aus, die zu Ihrem Selbstverständnis und zu Ihrem Leitungsstil passen. Lassen Sie sich von den Methoden zu Freude, Neugier und zu eigenen kreativen Impulsen anregen und entwickeln Sie die Übungen nach Bedarf weiter.

Gleichzeitig sind für die Anwendung körperorientierter Methoden fundierte Kenntnisse über die Hintergründe, Abläufe und mögliche Wirkungsweisen wichtig. Gründliche Selbsterfahrung sowie zusätzliche Qualifikationen in Bereichen wie Körperarbeit, Achtsamkeitstraining, Sexocorporel und Neo-Tantra sind für eine verantwortungsvolle Leitung unabdingbar. Sie haben als Leitung im körperorientierten Setting vielschichtige Funktionen. Sie gestalten einerseits den Rahmen und schaffen eine Atmosphäre, die Vertrauen, Offenheit und Austausch ermöglicht. Andererseits setzen Sie in Ihrer unmittelbaren Vorbildfunktion Standards für den achtsamen Umgang miteinander. Für die gelingende Etablierung eines Schutz- und Experimentierraums sind klare Regeln zu Vertraulichkeit, Freiwilligkeit und gegenseitiger Grenzwahrung unverzichtbar. Durch die Verankerung einer achtsamen, offenen und transparenten Haltung kann eine individuell angemessene Nähe-Distanz-Regulation zwischen der Gruppe und Ihnen als Leitung sowie unter den Teilnehmerinnen selbst gestützt werden.

Ihre emotionale und körperliche Sichtbarkeit als Leiterin ist aufgrund des körperlichen Einsatzes sowie des Demonstrierens von Methoden größer als im kognitiv geprägten Bildungsrahmen. Achten Sie daher bei der Wahl der Methoden gut darauf, wie viel Sichtbarkeit für Sie und die Gruppe im Moment angemessen ist (vgl. Sparmann, 2015).

Setting

Gruppengröße

Die Gruppengröße spielt im körperorientierten Vorgehen eine wesentliche Rolle, da sie für die Gruppendynamik maßgeblich ist. Um eine vertrauensvolle Atmosphäre für einen persönlichen Austausch zu gewährleisten und eine intensive Dynamik zu ermöglichen, bietet sich eine Gruppengröße von mindestens 8 bis maximal 20 Teilnehmerinnen an.

Zeitfaktor

Für Körperarbeit bedarf es großzügiger Zeitfenster. Erst über länger anhaltende gemeinsame Erlebnisse entsteht ein Vertrauensklima. Auch um Reflexionsräume zu ermöglichen, sollte genügend Zeit eingeplant werden. Intensive Körpererfahrungen sind vor allem dann wirkungs- und wertvoll, wenn die gemachten Erfahrungen auch reflektiert und bewusst integriert werden können (vgl. Gies & Koppermann, 2004). Zu empfehlen sind daher Seminarstrukturen, die sich kompakt über mehrere Tage erstrecken oder Kursstrukturen mit großen Zeitfenstern (drei bis vier Stunden).

Das Kompaktseminar hat den Vorteil, die Atmosphäre eines laborhaften Schutzraums anbieten zu können. Die Kursvariante mit regelmäßigen Terminen bietet durch die Alltagsnähe den Vorteil, die »Labor-Erfahrungen« direkt und über einen längeren Zeitraum im Alltag integrieren zu können. Für die Gestaltung der Seminareinheit und zur Vermeidung von zeitlichen Engpässen können Sie sich an den Zeitangaben im Übersichtsfenster der Methoden orientieren, die als Richtwerte zu verstehen sind.

Raum

Für die Arbeit mit den Methoden empfehle ich große, unbedingt nicht einsehbare und leere Räume wie zum Beispiel ein Tanz-, Yoga-, oder Seminarraum. Es sollten Matten, Sitzkissen sowie Stühle in ausreichender Anzahl vorhanden sein. Für eine angenehme Arbeitsatmosphäre spielt die Raumgestaltung eine wesentliche Rolle. Da sich die Arbeit mit den Methoden an das körperliche Erleben und darüber hinaus an Sexualität und Sinnlichkeit wendet, können diese Aspekte bereits in einer sinnlichen Gestaltung der Raumausstattung aufgegriffen werden. Dabei können Sie, je nach Ihrem persönlichen Stilempfinden und Wohlgefühl, unterschiedliche Materialien einsetzen: Stoffe, Lampen, Kerzen, Blumen, Naturmaterialien, Skulpturen, Bilder etc. Um einen gemeinsamen Konzentrationspunkt zu schaffen, ist die Gestaltung einer sogenannten »Mitte« im Zentrum des Kreises empfehlenswert. Diese kann als Schmuck dienen oder aber mit Süßigkeiten, Knabbereien, Obst und Getränken für die Pausen einladen. Bereits die Raumgestaltung vermittelt den Teilnehmerinnen eine Grundatmosphäre sowie Haltung und Stil der Leitung (vgl. Tuider et al., 2012).

Strukturbausteine

In meinen Kursen haben sich folgende Strukturbausteine für den Ablauf einer Seminareinheit bewährt. Der Ablauf kann zur Orientierung dienen (Sparmann, 2017):

- Eröffnungsphase, die Ankommen und Orientierung gewährleistet
- Erfahrungseinheit, die das Lernen vom Körper mit praktischen Übungen anregt
- Wissenseinheit, in der sexologisches Basiswissen in Kombination mit Selbsterfahrung vermittelt wird

- Erfahrungsaustausch
- Abschlussphase

Eröffnungsphase
Am Anfang einer Einheit findet das Kennenlernen einer neuen oder das Wiederankommen in der kontinuierlichen Gruppe statt. Hier ist es wichtig, den Teilnehmerinnen zunächst Orientierung über den Ablauf und das Thema des Kurses zu geben. Eine Kennenlernrunde ist anregend und erleichternd. Hier können individuelle Erwartungen und Befürchtungen kommuniziert werden. Gerade weil Angebote der Sexuellen Bildung noch selten und weitgehend unbekannt sind, sind die Fantasien darüber, was sich in einem derartigen Kurs abspielt, sehr vielfältig.

Es können kreative und lustbetonte Spiele folgen, die das Kennenlernen auf der Ebene des Körpers und der Bewegung vertiefen (siehe das Kapitel »Anfangsspiele«). Sie führen die Gruppe spielerisch daran heran, den Körper in das Gesamtgeschehen einzubeziehen. Es kann sich anbieten, den Spielinhalt schon in Zusammenhang mit dem späteren Themenschwerpunkt zu stellen.

Erfahrungseinheit
Im zweiten Teil stehen die Körperübungen im Mittelpunkt. Hier sind einfache und klare Erklärungen zur Vorgehensweise notwendig. Die Frauen begeben sich auf neues Terrain. Um dieses Feld mit einer entspannten Forschungsaktivität betreten zu können und sich nicht an Orientierungsfragen oder Befürchtungen aufzuhalten, sind Einordnung und Rahmung der Methode wesentlich. Die Methoden aktivieren und sensibilisieren den Zugang zum gesamten Körper, insbesondere zur Haut, zu den Brüsten und zum Genital. Sie geben Forschungsanregungen zu den Wechselwirkungen von physiologischen Parametern wie Muskeltonus, Atmung, Rhythmus und Bewegung für das sexuelle Erleben. Die Körperübungen gehen immer mit einer Reflexion des Erlebten einher. Sie finden in Selbstreflexion, im Partnerinnenaustausch oder im Plenum statt.

Wissenseinheit
Die Wissensvermittlung ist ein wesentlicher Bestandteil der Sexuellen Bildung. Die emanzipatorisch ausgerichtete Sexuelle Bildung verfolgt dabei den Anspruch, eine wissenschaftlich fundierte, aktuelle und ideologiefreie Sichtweise von Sexualität zu vermitteln (vgl. Valtl, 1997). Basierend auf den Erfahrungen der Teilnehmerinnen mit einer Übung können in dieser Einheit Hintergründe und sexologische Zusammenhänge dargestellt werden. Grundlegende Informationen zu Aufbau und Funktionsweise des Genitals und zum Ablauf des sexuellen Reaktionszyklus sind bei vielen erwachsenen Frauen in Vergessenheit geraten oder unbekannt. Darüber hinaus wird das neurophysiologische Wissen von Muskelspannung, Atmung und Bewegung auf die sexuelle Erfahrung vertieft. Je mehr diese Wechselwirkungen ins Bewusstsein kommen, desto größer wird der Handlungsspielraum mit diesen Parametern umzugehen und zu spielen. Das klare Faktenwissen bettet die persönliche Erfahrung in einen objektiven Rahmen ein und verhilft dadurch gleichermaßen zu kognitiver Kompetenz und Sprachfähigkeit. Fragen können gestellt, mögliche sexuelle Mythen aufgelöst werden.

Erfahrungsaustausch

Die Frauen finden sich nach der Körpererfahrung und der Wissensvermittlung in Kleingruppen zusammen und haben die Möglichkeit, sich in einem intimen Kreis über ihre sexuellen Erfahrungen, Gefühle und Gedanken auszutauschen. Der Austausch kann mithilfe passender Fragen (die in diesem Buch teilweise am Ende der jeweiligen Übung formuliert sind) angeleitet oder frei gestaltet werden. Der Austausch gibt Raum, das eigene Erleben zu reflektieren und es darüber stärker im Bewusstsein zu verankern. Er ermöglicht außerdem, die eigene Sprachfähigkeit auszubauen und von den Erfahrungen anderer Frauen inspiriert und bereichert zu werden. Jede Frau entscheidet dabei, wie viel sie von sich preisgeben will. Das Sich-Zeigen und Gehört-Werden ist oft mit einer inneren Hemmschwelle, aber auch mit Lust verbunden. Der Fokus in der Anleitung des Austauschs liegt darauf, die eigenen Gefühle und Erfahrungen als Ressource für sich und andere zu begreifen.

Abschlussphase

Abschließend erfolgt eine Feedback-Runde. Offen gebliebene Fragen, Gefühle, Erkenntnisse können ausgedrückt werden.

1 Anfangsspiele

Anfangsspiele fördern eine positive Gruppendynamik und binden auf spielerische Weise den Körper, den Ausdruck und die Emotionen in das Geschehen ein. Über ein Spiel kann die Schwelle vom Alltag zur Gruppeneinheit bewusst gestaltet werden. Es lockert die Atmosphäre auf und aktiviert dabei den ganzen Menschen. Teilnehmerinnen haben das Bedürfnis, am Ort der Veranstaltung anzukommen, sich zu orientieren, die anderen Teilnehmerinnen zu begrüßen, sich gegenseitig wahrzunehmen und wahrgenommen zu werden. Spiele ermöglichen Spaß und Freude. Sie schaffen eine lustbetonte und offene Atmosphäre, die gerade für die körperorientierte Sexuelle Bildung sehr unterstützend ist. Der Körper wird dabei niederschwellig und selbstverständlich ins Geschehen integriert.

Sie können Namens-, Begrüßungs- oder Rhythmusspiele einsetzen. Im folgenden Kapitel finden Sie ein paar Methoden und Anregungen.

Nora liebt den Duft von Kaffee

- Ziele: Kennenlernen, sinnliche Aktivierung, Körpereinsatz
- Ursprung: Theaterpädagogik
- Charakter: spielerisch
- Intimitätsgrad: niedrig
- Zeitempfehlung: 10 Min.
- Material: –

Ablauf

Die Gruppe findet sich im Stehen im Kreis zusammen. Die Leiterin erklärt die Spielregeln. Jede Person darf sich selbst mit ihrem Namen und einer Sache vorstellen, die ihr sinnliche Freude bereitet (Hören, Sehen, Schmecken, Fühlen, Riechen). Und nicht nur, in dem sie es ausspricht, sondern indem die sinnliche Freude dabei gestisch dargestellt wird. Geben Sie ein Beispiel zur Orientierung vor: »Ich bin Nora und ich liebe den Duft von Kaffee«, während sie sich genussvoll imaginierten Kaffeeduft zufächern. Immer wenn eine Person sich vorgestellt hat, wiederholt die gesamte Gruppe Namen und Geste im Chor. So werden die sinnlichen Situationen für alle präsent.

Variante 1
Das Spiel kann als einfache Variante gespielt werden. Hier ist jede Person im Kreis einmal an der Reihe und der Chor gibt ein Echo.

Variante 2
Das Spiel kann aber auch herausfordernder gespielt werden. Die Spielleiterin beginnt in der einfachen Variante. Die Nachbarin links von ihr wiederholt Name und Geste der Vorgängerin und fügt ihren Namen und ihre Geste an. Ihre linke Nachbarin wiederum beginnt ebenso von vorne, stellt die Spielleiterin und ihre direkte Vorgängerin vor – also wie bei dem Spiel »Ich packe meinen Koffer …«. So geht es die ganze Runde herum. Die Letzte muss alle Namen und Gesten wiederholen. Die Gruppe kann sie dabei unterstützen.

Name – Geste – Emotion

- Ziele: Kennenlernen, Kontaktaufnahme, emotionaler Ausdruck, Spaß
- Ursprung: Theaterpädagogik
- Charakter: spielerisch
- Intimitätsgrad: niedrig
- Zeitempfehlung: 10 Min.
- Material: –

Ablauf

1. Spielrunde
Die Gruppe bildet im Stehen einen Kreis. Jede Person spricht im Uhrzeigersinn einmal ihren Namen laut aus, sodass jede Person die Namen der anderen bereits einmal gehört hat.

2. Spielrunde
Im Uhrzeigersinn ruft nun jede Frau den Namen ihrer linken Nachbarin mit einer präsentierenden Geste. Das kann mehrere Runden wiederholt und beschleunigt werden. Anschließend wird das Namenrufen entgegen dem Uhrzeigersinn gespielt. Jetzt sind jeder Frau die Namen der rechten und linken Nachbarin bereits bekannt.

3. Spielrunde
In der dritten Spielrunde können nun die Namen kreuz und quer ohne Richtungsvorgabe im Kreis gerufen werden. Die jeweils Gerufene ruft die Nächste usw. Wichtig ist der Körpereinsatz, also das aktive Ansprechen immer mit einer klaren Geste zu unterstreichen. Manchmal kann der Versuch sich an einen Namen zu erinnern Stress auslösen. Betonen Sie, dass es ausdrücklich erlaubt ist, auch immer wieder den gleichen Namen zu rufen und dass es vor allem darum geht, einen Rhythmus der Namen entstehen zu lassen.

4. Spielrunde
In der vierten Spielrunde kommt emotionaler Ausdruck hinzu. Geben Sie als Spielleitung eine Emotion vor. In dieser Emotion werden nun die Namen so lange gerufen, bis Sie die nächste Emotion vorgeben. So kann die Gruppe die Namen beispielsweise freudig, wütend, traurig, in geheimnisvoller oder verführerischer Weise rufen.

Spielerische Begrüßung im Raum

- Ziele: Kennenlernen, Kontaktaufnahme, emotionaler Ausdruck, Spaß
- Ursprung: Theaterpädagogik
- Charakter: spielerisch
- Intimitätsgrad: niedrig
- Zeitempfehlung: 10 Min.
- Material: Musik

In diesem Begrüßungsspiel können sich die Teilnehmerinnen gegenseitig wahrnehmen und sich durch die gleichzeitig stattfindenden Handlungen relativ unbeobachtet im Kontakt erproben. Wenn es in der Themeneinheit um Qualitäten des Kontakts geht, kann man im späteren Verlauf auf die Empfindungen der Teilnehmerinnen während des Spiels zurückgreifen. Dieses Spiel kann aber auch einzig und allein dem spielerischen Ankommen und der Kontaktaufnahme dienen. Für das Spiel bietet es sich an, bereits die Übung »Name – Geste – Emotion« ausprobiert zu haben. Das erleichtert den Teilnehmerinnen, in den Ausdruck zu gehen. Eine lebendige Hintergrundmusik unterstützt die Atmosphäre und hilft, Hemmungen beim Ausprobieren zu verringern.

Ablauf

Die Teilnehmerinnen laufen durch den Raum. Sie leiten durch die Übung:

1. *Nehmt den gesamten Raum für euch ein und nehmt euch gegenseitig wahr.*
2. *Nun dürft ihr euch in unterschiedlichen Qualitäten begrüßen.*

Variante 1 – Begrüßungsarten

- *Begrüßt euch mit einem diskreten Zunicken.*
- *Begrüßt euch mit einem lässigen Winken.*
- *Begrüßt euch mit Handschlag.*
- *Begrüßt euch mit einem Schulterklopfen.*
- *Begrüßt euch durch eine freudige Umarmung.*
- *Begrüßt euch nur mit einer Hüftbewegung.*

Variante 2 – Begrüßung als Rollenspiel

- *Begrüßt euch als Geheimagentinnen.*
- *Begrüßt euch als Geschäftsfrauen – freundlich, aber distanziert.*
- *Begrüßt euch wie Königinnen.*
- *Begrüßt euch als konkurrierende Kandidatinnen auf einem Schönheitswettbewerb.*
- *Begrüßt euch wie zwei alte Freundinnen, die sich seit Ewigkeiten nicht gesehen haben.*

Wo ist Laura?

- Ziele: Kennenlernen, Wahrnehmung, Spaß
- Ursprung: Theaterpädagogik
- Charakter: spielerisch
- Intimitätsgrad: niedrig
- Zeitempfehlung: 10 Min.
- Material: Musik

In diesem Wahrnehmungs- und Namensspiel steht die Aufmerksamkeit füreinander im Fokus:

Wie gelingt es einer Gruppe, sich gegenseitig wahrzunehmen? Wie nehme ich die Menschen in meinem Rücken wahr? Wie den ganzen Raum? Was fällt mir an anderen auf? Wie werde ich selbst wahrgenommen?

Ablauf

Die Teilnehmenden bewegen sich frei im Raum.

1. *Während du durch den Raum läufst, nimm zunächst nur den Raum wahr.*
2. *Gehe nun ganz mit der Aufmerksamkeit zu dir selbst. Nimm wahr, wie du dich jetzt gerade im Raum bewegst.*
3. *Und nimm schließlich die anderen wahr, die sich mit dir hier in diesem Raum bewegen.*
4. *Auf mein Klatschzeichen bleiben alle stehen und schließen die Augen. Ich stelle euch dann eine Frage, die ihr ohne Worte mit einem Fingerzeichen beantworten sollt. Zum Beispiel: »Wo ist Laura?« Gebt nun mit verschlossenen Augen einen Tipp mit Fingerzeig ab. Jetzt öffnet die Augen wieder und überprüft, ob ihr richtig lagt.*

Dieser Ablauf lädt zum häufigen Wiederholen ein. Ist die Gruppe damit unterfordert, lassen sich weitere Merkmale abfragen, die auch mit einer Fingeranzahl angegeben werden können, zum Beispiel: »Wie viele Menschen im Raum tragen eine Brille/rote Socken/eine Kurzhaarfrisur?«

Das Becken-Hallo

- Ziele: Kennenlernen, Körperausdruck, Beckenbewusstsein, Spaß
- Ursprung: Sexocorporel (Ausbildung ZISS[1])
- Charakter: spielerisch
- Intimitätsgrad: mittel
- Zeitempfehlung: 10 Min.
- Material: mit und ohne Musik

Dieses Begrüßungsspiel eignet sich, wenn die Teilnehmerinnen schon mit der körperorientierten Arbeit vertraut sind. Es ermöglicht, das Körperbewusstsein stärker im Becken zu verankern, mit dem Becken zu spielen und zu üben, dabei bewusst gesehen zu werden. Vor allem das Gesehenwerden kann dabei eine spielerische Herausforderung darstellen. Der Grad der sexuellen Selbstsicherheit der Teilnehmenden ist in Gruppen durchaus sehr verschieden. Im lockeren und spielerischen Umgang kann die Übung aber dabei unterstützen, mit dem Beckenraum, dem Ort, in dem das Genital wohnt, aktiv und gestalterisch umzugehen und sich zu zeigen.

Ablauf

Die Teilnehmerinnen bilden im Stehen einen Kreis. Im Uhrzeigersinn darf jede Teilnehmerin nun in ihrer ganz persönlichen Art mit ihrem Becken durch eine Bewegung »Hallo« sagen und sich mit dem eigenen Namen vorstellen. Der Klang des eigenen Namens soll dabei in eine Beckenschrift oder einen Beckenausdruck übertragen werden.

1 ZISS: Zürcher Institut für klinische Sexologie und Sexualtherapie, Ausbildung bei Karoline Bischof und Stefan Fuchs

Namenssymphonie

- Ziele: Kennenlernen, kreative Aktivierung, Spaß
- Ursprung: afrikanische Lied-Tradition, angelehnt an Musikpädagogik (Betzner-Brandt, 2011)
- Charakter: expressiv, musikalisch
- Intimitätsgrad: mittel
- Zeitempfehlung: 10 Min.
- Material: –

Die Namenssymphonie ist ein Circle-Song (s. die »Circle Song«-Übungen). Die Teilnehmerinnen dürfen ihren Namen vertonen und in einen musikalischen Loop, also eine Endlosschleife, bringen. Durch die Verbindung der Loops ertönt eine gemeinsame Symphonie aus dem Stegreif. Im Kapitel »Atem, Stimme, Sprache« sind weitere Varianten zu finden, wie man diese kraftvolle Übung mit verschiedenen Themen nutzen und häufiger kultivieren kann.

Ablauf

1. *Wir singen jetzt die »Namenssymphonie«. Leider habe ich die Partituren vergessen. Aber wir müssen dem Publikum weismachen, dass wir sie vollständig beherrschen. Wir werden aber einfach alles improvisieren. Keine Angst, wir schaffen das. Es gibt einen Trick.*
2. *Lasst uns einen gemeinsamen Beat in unseren Schritten aufnehmen: Wir machen abwechselnd einen Schritt nach rechts und dann nach links usw. Hört ihr den Beat unserer Füße? 1 und 2 und 3 und 4.*
3. *Jetzt nimm die Silben deines Namens und rhythmisiere oder vertone sie, wie es dir gerade gefällt. Zum Beispiel so: Ju – (Pause) – (Pause) lia, Ju –(Pause) – (Pause) lia. Oder eine Variante im doppelten Tempo: Ju-u-u-u-ulia (Pause), Ju-u-u-u-ulia (Pause). Und nun bleibt nichts weiter als dich für eine der vielen Möglichkeiten zu entscheiden und diese immer wieder zu loopen, damit ein Klangteppich mit deinem Namen entsteht. So wie bei einer Loopstation.* Machen Sie ein bis drei Beispiele vor, damit die Gruppe verschiedene Möglichkeiten hört.
4. *Ich beginne nun gleich mit meinem Julia-Motiv. Wenn mein Motiv steht, darf die nächste zum Beispiel ihr Stefanie-Motiv dazu singen oder rhythmisch sprechen. Wenn Stefanies Motiv sicher steht, kann die nächste dazu kommen – so lange, bis alle eingestiegen sind. Dann kann unsere Namenssymphonie erklingen.*

   Für eifrige Ausprobiererinnen: Sie können den Klang jetzt wahlweise mit Handbewegungen, die leicht verständlich für alle sind, gestalten: *Wenn ich die Hände nach oben bewege, singt ihr lauter, wenn ich sie nach unten bewege, leiser. Wenn ich eine Stopp-Bewegung mache, hört ihr auf, bleibt aber mit den Füßen im Beat. Wenn ich eine Los-Bewegung mache, setzt ihr im Takt einfach wieder ein.*
5. Die Gruppe singt.
6. *Einen großen Applaus für unsere Namenssymphonie.*

2 Wohnen im eigenen Körper

Die folgenden Methoden stellen die Wahrnehmung und Wertschätzung des Körpers in den Mittelpunkt. Dabei werden zwei Perspektiven eingenommen: die visuelle Wahrnehmung von »außen« und das Körpergespür von »innen«.

Die *äußere Wahrnehmung* und Bewertung des Körpers prägt das Gefühl der eigenen Attraktivität entscheidend. Je mehr wir unseren Körper so annehmen können, wie er ist, und je attraktiver wir uns darin fühlen, desto selbstsicherer können wir unsere Sexualität ausgestalten und genießen. Sexocorporel spricht im Zusammenhang mit der sexuellen Selbstsicherheit von dem Stolz auf die eigene Geschlechtlichkeit (vgl. Desjardins et al., 2010, zit. n. Bischof-Campbell, 2012). Dieser Stolz bezieht sich auf den ganzen Körper und im besonderen Maße auf das eigene Genital. Eine positive Wahrnehmung und Bewertung des eigenen Genitals, zum Beispiel das Schönfinden der eigenen Vulva, der Schamlippenformen oder des genitalen Geruchs unterstützt dabei, das Geschlecht gerne zu zeigen, es gerne ins Liebesspiel zu integrieren und zu genießen (vgl. Bischof, 2008; vgl. Bischof-Campbell, 2012). Sowohl Anregungen und Übungen zur Wertschätzung der optischen Merkmale der Vulva als auch das Erkunden und »Bewohnen« des vaginalen Innenraumes können das lustvolle Erleben steigern.

Die Sensibilisierung des *Körpergespürs von »innen«* ist für das Lusterleben ebenso sehr bedeutsam. Je präsenter wir in unserem Körper sind, desto höher ist unsere Wahrnehmungsoffenheit. Allgemeine Körperempfindungen und sexuelle Impulse wie Erregung, Begehren, Lust, Unlust und Genuss können in ihrem Kommen und Gehen bewusster erfahren und dadurch intensiver erlebt werden. Eigene Grenzen können situativ besser wahrgenommen und verwaltet werden. Durch das regelmäßige Lenken der Aufmerksamkeit auf gegenwärtige Atem- und Körperempfindungen unterstützen vor allem Achtsamkeitsübungen das Körpergespür (vgl. Hölzel, 2015). Das Gewahrsein im Moment bestärkt darin, eine sexuelle Situation den eigenen gegenwärtigen Empfindungen entsprechend selbstbestimmt zu gestalten. Die Aufmerksamkeit in den Übungen richtet sich dabei auf einige wenige Reize. Für die Sexualität kann genau diese Art der Aufmerksamkeit dabei unterstützen, bei »der Sache zu bleiben« – und damit weniger anfällig für mentale Ablenkungen zu sein. Ablenkungen, wie zum Beispiel nicht-situationsbezogene Gedanken des Alltags, Sorgen über das Aussehen, die sexuelle Performance o.ä. (vgl. Brotto et al., 2009). Achtsamkeit kann insgesamt zu einer höheren Selbstwertschätzung und Selbstakzeptanz führen (Hölzel, 2015) und sich damit auch positiv auf die sexuelle Selbstsicherheit auswirken.

Bodyscan

- Ziele: Muskelentspannung, Präsenz, Aktivierung differenzierten Körpererlebens
- Ursprung: Buddhismus, Achtsamkeitstraining nach Jon Kabat-Zinn
- Charakter: meditativ
- Intimitätsgrad: niedrig
- Zeitempfehlung: 30 Min.
- Material: Matten, Decken, Zimbel

Der Bodyscan ist aus buddhistischen Meditationstechniken entlehnt und wurde unter anderem über die »Achtsamkeitsbasierte Stressreduktion« von Kabat-Zinn in westlichen Therapieformen aufgenommen. Die Methode richtet die volle Aufmerksamkeit auf das Körpererleben. Indem achtsam in den Körper hineingespürt wird, ohne Urteile über das Erlebte zu fällen, wird das eigene Körper- und Lebensgefühl gestärkt, differenziert und vitalisiert. Ferner erweckt diese Meditation die Neugier auf die Fähigkeiten und Empfindungen des Körpers. Im Nachgang kann es sich so anfühlen, als ob der Atem ungehinderter strömen kann und der Körper durchlässiger in seinen Bewegung ist (vgl. Kabat-Zinn, 2013).

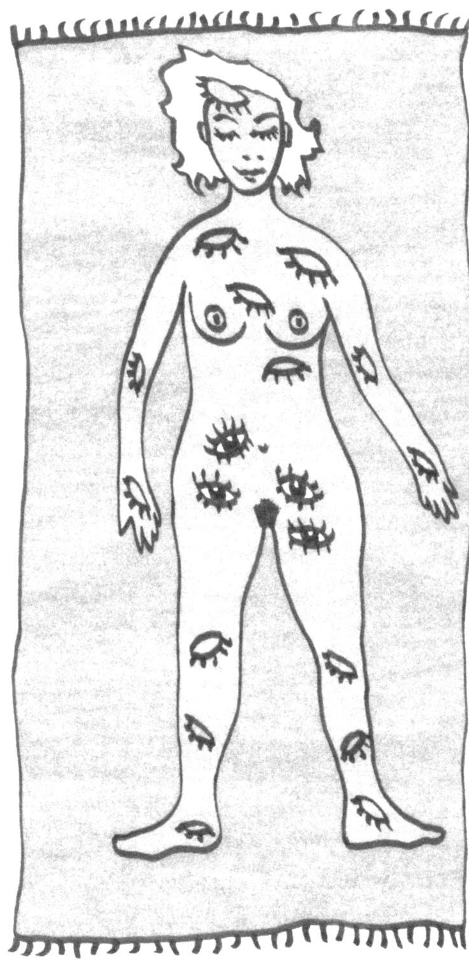

Abb. 2

Die Meditation kann im Liegen oder Sitzen durchgeführt werden, wird aber zunächst im Liegen empfohlen. Der Ablauf ist sehr ruhig und kann für manche Teilnehmerinnen mit Schläfrigkeit einhergehen. Das ist nicht schlimm. Thematisieren Sie diesen Punkt entspannt. Ermutigen Sie die Teilnehmerinnen im Vorfeld und auch im Verlauf der Meditation, auftauchende Gedanken wahrzunehmen und dann bewusst die Aufmerksamkeit wieder auf den Atem zu richten und zur jeweiligen Körperregion zurückzulenken.

Ablauf

1. *Schließe die Augen. Ist das Verschließen der Augen für dich unangenehm, kannst du sie auch offen lassen.*
2. *Beobachte deinen Atem. Nimm wahr, wie der Atem ganz selbstverständlich in deinen Körper hineinströmt und wieder ausströmt. Forciere deinen Atem dabei nicht, nimm ihn einfach wahr. Nimm wahr, wie sich ganz sanft deine Bauchdecke im Takt deines Atems bewegt. Richte nun deine Aufmerksamkeit auf die Wellenbewegung deines Körpers, die durch den Atem von selbst entsteht.*
3. *Lenke jetzt deine Aufmerksamkeit auf den Körper als ein Ganzes, der von der Haut, wie von einer Hülle umgeben ist.*
4. *Wir werden nun eine Reise mit der Aufmerksamkeit durch deinen ganzen Körper machen. Du kannst diesen Vorgang verstärken, indem du dir vorstellst, in die jeweiligen Körperregionen »hineinatmen« zu können (was durch den Blutkreislauf tatsächlich auch passiert). Nimm dabei wahr, wie sich dieser Körperbereich jetzt in diesem Moment für dich anfühlt. Es gibt dabei keine bestimmte Erwartung, kein richtig und falsch.*
5. *Beginne, deinen linken Fuß wahrzunehmen. Nimm wahr, wie er am Boden aufliegt. Welche Stellen des Fußes berühren den Boden, welche nicht? Ist dein Fuß kalt oder warm? Ist er angespannt oder entspannt? Nimm deine Zehen wahr, deine Fußsohle, deine Ferse, deinen Knöchel. Stelle dir vor, du könntest deinen Atem bis in deinen linken Fuß ein- und ausströmen lassen.*

   Der Weg deiner Aufmerksamkeit geht weiter:
   - *linkes Bein, Becken*
   - *rechter Fuß, rechtes Bein, Becken*
   - *das Genital*
   - *der Rumpf*
   - *der Bauch*
   - *das Kreuz*
   - *die Brust*
   - *Schulterblätter bis in die Schultern*
   - *Hände, Finger, Daumen, Handrücken, Handteller, Handgelenke*
   - *Unterarme, Ellenbogen, Oberarme, Schultern*
   - *Nacken, Kehle*
   - *Gesicht, Hinterkopf, Scheitel*

   Sie können die Teilnehmerinnen durch unterstützende Fragen dabei begleiten:
   - *Wie berührt das Körperteil den Boden/Stuhl?*
   - *Wie ist die Stellung der Gelenke?*
   - *Wie ist im Moment die wahrgenommene Temperatur in dem Bereich?*
   - *Wie viel Spannung oder Entspannung kann dort wahrgenommen werden?*
   - *Gibt es ein Wohlgefühl oder Unwohlgefühl?*
6. *Nimm abschließend deinen Körper wieder in seiner Ganzheit wahr und spüre, wie er von der Haut als schützende Hülle umschlossen wird.*

Variationen

Der Bodyscan kann in seinem Ablauf variiert werden und auch in den begleitenden Fragen auf unterschiedliche Aspekte fokussieren. So können, je nach inhaltlicher Ausrichtung der Kurseinheit beispielsweise die Haut, das Genital, die Brüste oder der Bauch besonders im Fokus stehen, feiner erspürt und durch die Meditation »bewohnt« werden.

Verwandlung – Haltung, Gang, Zentrierung

- Ziele: Aufmerksamkeit und Vertrauen in das gegenwärtige Körpererleben, Erfahrung vom Zusammenwirken von Körper, Gefühl und Kognitionen, Reflexion über Chancen und Grenzen von Selbstinszenierung, Stärkung der sexuellen Selbstsicherheit
- Ursprung: Sexocorporel (Ausbildung ZISS)
- Charakter: aktiv, spielerisch, expressiv
- Intimitätsgrad: niedrig bis mittel
- Zeitempfehlung: 30–45 Min.
- Material: –

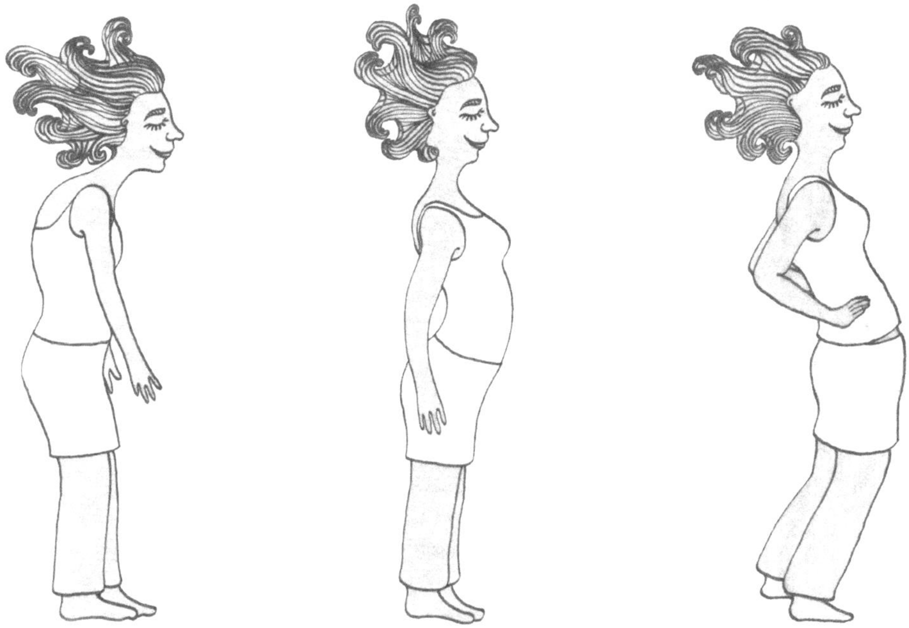

Abb. 3

Alles, was wir emotional und kognitiv durchleben, ist an unserem Körper sichtbar bzw. an ihm messbar. Genauso hat die Ebene des Körpers, also wie wir in unserem Körper wohnen und wie wir uns bewegen, Einfluss auf unsere Wahrnehmung, unsere Gefühle, unsere Gedanken.

Sexocorporel entwickelte mit dieser Übung ein Experimentier- und Spielfeld, in dem der eigene Körper in verschiedenen Bewegungen und Haltungen erforscht und erprobt werden kann. Die Übung wird nicht als Mittel genutzt, um einem äußeren Maßstab zu entsprechen. Sie zielt vielmehr darauf ab, ein Bewusstsein dafür zu entwickeln, wie das eigene Körpergefühl auf authentische Weise Spielräume gewinnen kann. Über das Spiel werden die Ressourcen des Körpers, des Ausdrucks, der sexuellen Selbstsicherheit leichtfüßig erfahrbar.

Ablauf

1. **Erforschung des eigenen Ganges:** *Laufe durch den Raum. Nimm dabei wahr, wie du gehst. Wie setzt du deine Füße auf? Wo ist dein Körperschwerpunkt dabei? Welcher Teil deines Körpers führt? Welche Körperteile fühlen sich für dich im Moment dabei angespannt an? Welche sind ganz entspannt beim Gehen? Wie verhält sich deine Atmung, während du läufst?*
2. **Erforschung von Spannungszuständen:** *Wir werden nun nach und nach mit verschiedenen Spannungszuständen spielen. Wir beginnen bei den Füßen. Spanne deine Füße jetzt an, während du versuchst, ganz normal weiter zu gehen. Was verändert die Fußspannung an deinem Gang? Wie nimmst du deine Haltung wahr? Wie empfindest du deine Stimmung dabei? Deine Beziehung zu den anderen im Raum? Und löse die Spannung wieder.* Fahren Sie mit weiteren Körperbereichen genauso fort:
   - *Spannung in den Beinen – Entspannung*
   - *Spannung im Po – Entspannung*
   - *Spannung in der Beckenbodenmuskulatur – Entspannung*
   - *Spannung im Rumpf – Entspannung*
   - *Spannung im Schulterbereich – Entspannung*
   - *Spannung in den Fäusten und Armen – Entspannung*
   - *im Kopf-Segment – Entspannung*

   Regen Sie entweder nach jedem Körpersegment oder nach diesem Abschnitt eine gemeinsame Reflexion von den gemachten Wahrnehmungen an. Welche Erfahrungen konnte die Gruppe mit den unterschiedlichen Spannungsverhältnissen im Körper machen?
3. *Jetzt wollen wir spielerisch verschiedene Körperhaltungen ausprobieren.*
   - **Körperhaltung:** *Bringe deinen Körper in eine eingefallene, schlaffe, also sehr spannungsarme Körperhaltung. Laufe in dieser Haltung durch den Raum. Wie nimmst du dich selbst dabei wahr? Wie empfindest du die anderen? Welche Wirkung machen die anderen auf dich? Nun gehe ins Gegenteil. Bring deinen gesamten Körper in eine hohe Körperspannung. Spanne dafür die Füße, die Beine, das Gesäß, Bauch, Schultern, Kiefer ... an. Wie nimmst du dich selbst wahr? Wie empfindest du die anderen? Welche Wirkung machen die anderen auf dich? Und lass wieder los. Geh in eine neutrale Körperhaltung.*
   - **Kopf:** *hervorschieben, zurücknehmen, erheben wie beim Tragen eines Wasserkruges*
   - **Augen:** *anspannen (harter Blick), entspannen (weicher Blick)*
   - **Brust:** *einfallen lassen, hervorschieben, aufrechte Brusthaltung*
   - **Becken:** *vorgeschobenes Becken, Hohlkreuz, zentriertes Becken, festes Becken, rhythmisch-schwingendes Becken*
   - **Füße:** *Ballen setzen auf, Fersen setzen auf, ganzer Fuß setzt auf*

Reflexion

- Wie verändern Körperhaltungen die Bewegungsqualität und den Ausdruck?
- Welche Veränderungen bemerke ich dabei in meinem Körpergefühl und meiner Stimmung?
- Wie attraktiv fühle ich mich in den einzelnen Haltungen?
- Wie lassen sich diese Beobachtungen möglicherweise auf das sinnlich-sexuelle Erleben übertragen?

Variation

Verführungs-Fokus: Die oben beschriebene Übung können Sie ebenso ganz in der Ausrichtung auf das Thema »Verführung«, als Form einer lustvollen Selbstinszenierung nutzen. Wann empfinde ich mich in meinem Körper als verführerisch? Welchen Körperschwerpunkt nehme ich dafür ein? Wie ist meine Geschwindigkeit? Und wie fließt mein Atem? Wann empfinde ich meinen Körper als anti-verführerisch? Wie mache ich das? Es geht dabei vor allem um das eigene Empfinden und weniger um die Imitation von medialen Bildern. Im geschützten Rahmen können neue Haltungen miteinander erprobt werden und es kann ein Erfahrungsaustausch stattfinden.

Spiegeln

- Ziele: Steigerung der Selbst- und Fremdwahrnehmung, Kontakt
- Ursprung: Theaterpädagogik (vgl. Vlcek, 2000)
- Charakter: aktiv, spielerisch, expressiv
- Intimitätsgrad: mittel
- Zeitempfehlung: 20 Min.
- Material: –

Die Spiegelübung ermöglicht eine besonders starke Sensibilisierung der Selbst- und Fremdwahrnehmung.

Ablauf

1. *Bildet bitte miteinander Paare. Eine von euch schlüpft in die Rolle der Akteurin und die andere in die Rolle des Spiegels.*
2. **Gespiegelter Gang:** *Du als Akteurin läufst in deinem alltäglichen Gang durch den Raum. Dein Spiegel beobachtet zunächst diesen Gang sehr genau. Dann läufst du als Spiegel-Partnerin, den Gang imitierend, hinter der Akteurin her. Hast du den Gang verinnerlicht, kann die Akteurin aus dem Spielfeld gehen und sich »ihren Gang« von außen anschauen.*
3. **Clowns-Gang:** *Um deine persönliche Gangart wie unter einer Lupe sehen zu können, darf nun die Spiegel-Partnerin den gespiegelten Gang vergrößern. Es entsteht eine herzliche Karikatur, die du genießen darfst.*
4. **Rollenwechsel**
5. **Kurzaustausch zu zweit**
6. **Körperhaltungen spiegeln:** *Nun ist Zeit verschiedene Körperhaltungen im Spiegel zu betrachten. Die Akteurin 1 darf sich in verschiedene Körperhaltungen begeben, die mit eigenen Emotionen verbunden sind. Zum Beispiel: die Wütende, die Selbstkritische, die Erotische, die Verführerische. Die Spiegel-Partnerin übernimmt diese Haltungen. Bleibt ruhig etwas länger in den Positionen und spürt, wie sich diese im Körper anfühlen. Die Akteurin hat hier die Gelegenheit, ihr Empfinden in einem guten Gegenüber zu betrachten und damit zu spielen. Die Spiegel-Partnerin hat die tolle Chance, die Haltungen einer anderen Frau auszuprobieren.*
7. **Rollenwechsel**
8. **Kurzaustausch zu zweit**

Reflexion

- Wie erlebe ich meinen Gang von meinem eigenen Empfinden her?
- Wie fühlt es sich an, meinen Gang von außen zu betrachten? Entspricht es meinem Gefühl?
- Wie habe ich meine Körperhaltungen im Spiegel erlebt?
- Was für Erfahrungen habe ich als Spiegelnde machen können?

Kopf-, Herz- und Becken-Wesen

- Ziele: differenzierte Wahrnehmung von Körperbereichen, emotionaler Zugang zum Körper
- Ursprung: angelehnt an Theaterpädagogik
- Charakter: interaktiv, kreativ, humorvoll
- Intimitätsgrad: mittel–hoch
- Zeitempfehlung: ca. 60 Min.
- Material: –

Diese Übung eröffnet auf humorvolle Weise neue Perspektiven auf den Körper. Sie unterstützt eine differenzierte Wahrnehmung verschiedener Körperteile und Zustände und kann für fortgeschrittenere Gruppe auch sehr gut genutzt werden, um zusätzlich besonders erogene Körperbereiche spielerisch in die Wahrnehmung aufzunehmen (Variationen). Über konkrete Spielanweisungen werden emotionale Empfindungen mit Körperbereichen kombiniert. Dabei geht es nicht um die detailgenaue Reproduktion »wahrer Gefühle«, sondern um die Lust an der Verwandlung. Für das Spiel mit den Emotionen hat es sich bewährt, zunächst als ganze Gruppe verschiedene Arten des emotionalen Ausdrucks auszuprobieren. Sie finden hier Beispiele – haben Sie Mut, kreativ damit zu spielen! Die Übung hat Parallelen zur Methode »Verwandlung« und kann ergänzend oder alternativ zu ihr eingesetzt werden.

Ablauf

1. Die Gruppe kommt im Kreis zusammen.
2. **Körper-Warm-up:** s. Übung »Alles locker?«
3. **Emotions-Warm-up:** *Wir werden jetzt ein Gefühlsspiel machen. Dabei gebe ich ein Wort und eine Geste zu meiner rechten Nachbarin. Diese soll dann den Ausdruck so genau wie möglich imitieren und wiederum an ihre rechte Nachbarin weitergeben.*
   - »Oje« + Seufzer + Hand aufs Herz (Trauer)
   - »Niemals!« + Handkanten-Geste (Abgrenzung/Aggression)
   - »Ja, genau!« + ausladenden Geste mit den Armen (Freude)
   - »Oh, nein« + Hand vor den Mund halten (Angst)
   - *Wer hat noch weitere Ideen?* (ausprobieren)
4. **Personifizieren:** *Wir haben jetzt mit ganz verschiedenen Emotionen gespielt. In einem weiteren Schritt werden wir nun Körperbereiche personifizieren und sie mit Emotionen ausstatten. Wie wäre es, wenn mein Kopf/mein Bauch/mein Herz ein eigenständiges Wesen wäre? Wie würde es sich bewegen? Und wie könnten Gefühlslagen von einer Frau Kopf, Frau Bauch, Frau Herz aussehen? Lasst uns gemeinsam in diese Wesen verwandeln. Lasse dabei das gewählte Körperteil ganz deinen Gang und deine Bewegung führen. Wenn ich klatsche, stoppst du deine Bewegung und hältst für einen Moment in einem entspannten Freeze inne.*

- **Stopps einbauen:** Bauen Sie während des Spiels mindestens einmal pro Körperteile-Wesen einen Stopp über ein Klatschzeichen ein. Lenken Sie in diesem Ruhemoment die feine Wahrnehmung der Teilnehmerinnen auf den Körper.

  Klatsch – bleibe in einem entspannten Freeze in deiner Haltung. Spüre dabei in deinen Körper: Wie fühlt sich dein Körper in diesem Körperteile-Wesen an? Welche Emotion/Stimmung hast du möglicherweise in dieser Haltung? Dann öffne deinen Blick in den Raum und schau, wie du die anderen gerade in ihren Haltungen wahrnimmst. Was für ein Eindruck entsteht für dich dabei?
- **Kopfwesen:** *Beginne nun mit der Führung des Kopfes durch den Raum zu laufen. Wie fühlt sich das an, dem Kopf, den Augen, der Nase die Führung der Bewegung zu überlassen?* (1–2 Min.) *Frau Kopf ist heute sehr nervös, wirr und umherwirbelnd. Probiere aus, wie das aussehen könnte. Nutze deinen ganzen Körper, deine Mimik, deine Stimme und übertreibe ruhig.* (2–3 Min.) *Und: Wie begegnen sich diese wirr wirbelnden Kopfwesen? Gehe in Kontakt mit anderen Kopf-Frauen.* (2–3 Min.)

  Kehre nun zurück in einen neutralen Gang. Spüre deinen aufrechten Körper und den Kontakt deiner Füße zum Boden.
- **Bauchwesen:** *Nun wandert die Führung deines Körpers in den Bauch. Schiebe den Bauch dazu etwas nach vorne und lass ihn deine Bewegungen anführen.* (1 Min) *Unser momentanes Bauchwesen ist gemütlich, träge und freundlich. Bringe deinen ganzen Körper in diese Stimmung, nutze auch deine Mimik und Töne, wenn sie kommen. Probiere aus! Übertreibe ruhig.* (2–3 Min) *Und: Wie begegnen sich all die Bauchwesen im Raum? Wie fühlt sich der Kontakt untereinander als Bauchwesen an?* (2–3 Min) *Kehre nun zurück in einen neutralen Gang. Spüre deinen aufrechten Körper und den Kontakt deiner Füße zum Boden.*
- **Herz-Wesen:** *Lasse nun deinen Brustraum deinen Körper führen und verwandele dich in Frau Herz. Lasse dein Herz die Richtung deiner Bewegungen bestimmen.* (1 Min.) *Frau Herz ist heute schwermütig und traurig. Nutze deinen ganzen Körper, deine Mimik, deine Stimme und tauche in diesen Gefühlszustand von Frau Herz ein. Übertreibe ruhig.* (2–3 Min.) *Gehe in Kontakt mit den anderen Herz-Wesen. Wie begegnen sich diese traurigen Herz-Frauen?*

  Kehre nun zurück in einen neutralen Gang. Spüre deinen aufrechten Körper und den Kontakt deiner Füße zum Boden.
- **Becken-Wesen:** *Bringe nun deinen Körperschwerpunkt zu deiner Hüfte und deinem Becken. Lasse diesen Bereich deine Bewegungen führen und folge mit dem restlichen Körper.* (1–2 Min.) *Die entstehenden Becken-Wesen sind heute neugierig und erotisch entzückt. Bringe deinen Körper, deine Mimik und deine Stimme in die Stimmung von diesem Becken-Wesen und bewege dich so durch den Raum.* (2–3 Min) *Gehe in Kontakt mit anderen Becken-Wesen. Wie ist die Begegnung mit den anderen Becken-Wesen?*

  Kehre nun zurück in einen neutralen Gang. Spüre deinen aufrechten Körper und den Kontakt deiner Füße zum Boden.
- **Freie Wahl eines Körperteile-Wesens/Spielplatz:** *Zum Abschluss dürft ihr euch in ein frei gewähltes Körperteile-Wesen verwandeln. Es kann eines der bereits be-*

kannten sein, oder ein ganz neues. Bewege dich damit durch den Raum und lass es deine Bewegung führen. (1–2 Min.) *Lade es spontan mit einer Emotion auf. Jetzt ist Zeit für Begegnungen. Schau, welche anderen Körperteile-Wesen dir begegnen und gehe spielerisch in Kontakt. Wie ist es als Po-Wesen auf ein Herz-Wesen oder Hand-Wesen zu treffen? Oder auf seinesgleichen? Der freie Begegnungsspielplatz ist eröffnet.* (3–7 Min.)

Reflexion

- Wie habe ich die einzelnen Körperteile-Wesen erlebt?
- Wie habe ich meinen Körper und meine Emotionen bei den Stopps wahrgenommen? Hatte meine Körperhaltung Einfluss auf meine Stimmung oder meinen Gefühlszustand?
- Wie habe ich die Begegnung mit anderen Körperteile-Wesen erlebt? Wie erging es mir mit den ähnlichen Körper-Wesen und wie mit den sehr unterschiedlichen im letzten Teil?
- Kenne ich diese verschiedenen Körperteile-Wesen von mir?
- In welchen Momenten im Alltag gelingt es mir, meinen Körper und diese einzelnen Bereiche, also zum Beispiel meinen Kopf, mein Herz, meinen Bauch und mein Becken gut wahrzunehmen? Wann erlebe ich mich im guten emotionalen Kontakt mit ihnen?

Variationen

In dieser Art können je nach Intimitätsgrad und Themenschwerpunkt der Seminareinheit verschiedene Körperbereiche wie Haut, Bauch, Po, Brüste, Nacken, Vulva etc. personifiziert werden.

Sexy Krafttier

- Ziele: Körperbewusstsein und sexuelle Selbstsicherheit stärken
- Ursprung: angelehnt an Sexocorporel (Ausbildung ZISS), Theaterpädagogik (Johnstone, 1993)
- Charakter: aktiv, spielerisch, expressiv
- Intimitätsgrad: mittel
- Zeitempfehlung: 60 Min.
- Material: wahlweise Musik

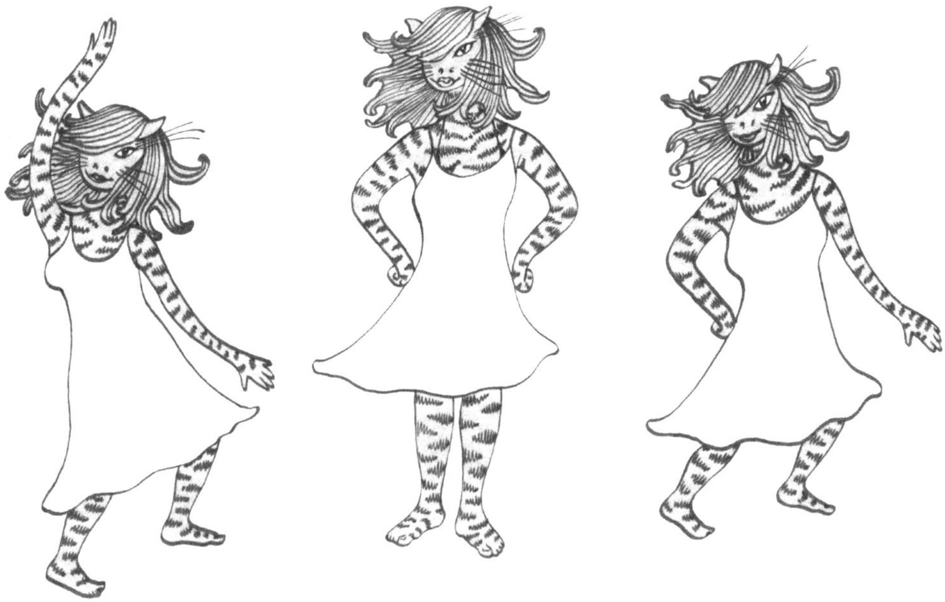

Abb. 4

Wenn wir Tiere beobachten, lösen sie über die Art ihrer Bewegung, ihrer Haltung, ihres Blickes, ihrer Geschwindigkeit sehr verschiedene Impulse und Gefühle in uns aus. Da Tiere nicht unseren Normen unterliegen und wir ihnen das Wilde und Freie eher zugestehen, lassen sie sich wertungsfrei als Phänomene betrachten. Imaginieren wir ein Tier und suchen in uns die innere Qualität dieses Bildes, verändert sich unser Körperzustand, die Bewegungsqualität und das Gefühl (vgl. Tschechow nach Johnstone, 1993). Positive innere Bilder sind für die eigene sexuelle Kraft unterstützend. Die Methode nutzt ein inneres Tier-Bild, das kraftvoll mit der individuell verstandenen Idee von Weiblichkeit und sexueller Selbstsicherheit assoziiert wird – dem persönlichen sexy Krafttier. Das Spiel mit diesen Qualitäten öffnet neue Räume für das eigene Erleben und erlaubt, den Wunschzustand körperlich wachzurufen.

Spielerischer Einstieg: Tierische Verwandlung

Der Einstieg eröffnet einen Raum für Spielfreude und bietet einen niederschwelligen Vorgeschmack für die spätere Verwandlung in das sexy Krafttier. Wichtig ist hier, dass die Verwandlungen immer nur kurze Zeitfenster (ca. 15 Sekunden) bekommen. Das kurbelt die Spielenergie an und dient der Enthemmung den ganzen Körper ins Spiel einzubeziehen. Der Einstieg ist besonders bei mit Rollenspiel unerfahrenen Gruppen sehr hilfreich, kann aber wahlweise auch weggelassen werden.

1. **Regeln:** *Wir spielen jetzt das Spiel »tierische Verwandlung«. Wir stellen uns vor, ich zappe durch verschiedene Tierfilmkanäle. Und ihr seid die Tiere. Ich bin sehr ungeduldig und wechsele ständig den Kanal.*
   Für diese tierische Verwandlung lauft ihr durch den Raum. Wenn ich klatsche, friert ihr in eurer Haltung in einem Freeze ein. Ihr bekommt ein Tier zugerufen und habt nur wenige Sekunden Zeit, euch in dieses Tier zu verwandeln und als dieses im Raum zu bewegen. Los geht's. Lauft durch den Raum.
2. **Klatschen – Freeze – Katze:** *Alle verwandeln sich jetzt in Katzen und schleichen durch den Raum. Wenn ihr Lust habt euch zu begrüßen, dann tut dies katzenartig.*
3. **Klatschen – Freeze – Bärin:** *Alle verwandeln sich schlagartig in große dicke Bärinnen. Die Bärinnen sind hungrig und wild nach leckerem Honig.*
4. **Klatschen – Freeze – Huhn:** *Nun wird es flatterig. Ihr seid flinke wilde Hühner, die Körner suchen. Wenn ihr euch begegnen wollt, dann tut dies hühnerhaft.*
5. **Klatschen – Freeze – Schlange:** *Verwandelt euch in schleichende große Schlangen. Ihr seid gefährlich. Und hin und wieder begegnen sich zwei Schlangen …*
6. **Klatschen – Freeze – Giraffe:** *Ihr seid Giraffen. Ihr seid unglaublich groß und reckt euch genüsslich nach den Blättern. Wenn ihr Lust habt, begrüßt euch dabei giraffenartig.*
7. **Klatschen – Freeze – Löwin:** *Verwandelt euch in stolze kräftige Löwinnen, die durch die Savanne schleichen, immer bereit für den nächsten Sprung.*

Das Spiel kann mit weiteren Tieren fortgeführt werden.

Ablauf: Sexy-Krafttier

1 **Tier-Reflexion:** *Sich in Tiere zu verwandeln macht Spaß. Jedes Tier hat seine eigene Kraft, wie man im Spiel ganz gut an euch erleben konnte. Jedes Tier ist auch auf seine Art und Weise schön und sinnlich. Nimm dir fünf Minuten Zeit, um dir die eben gespielten Tiere noch einmal genau vorzustellen und die Art ihrer Schönheit vor deinem inneren Auge zu sehen.*

2. **Sexy Krafttier vorstellen und wählen:** *Stelle dir nun vor, du könntest eines dieser Tiere auswählen oder auch ein ganz anderes Tier, das dir in seiner Schönheit und Sinnlichkeit ganz besonders gefällt. Welches wäre es? Welches Tier strahlt für dich persönlich auf symbolische Art anziehende sexuelle Selbstsicherheit, Schönheit und lustvolle Kraft*

aus? Was gefällt dir besonders an seiner Haltung, seiner Bewegung, seiner Geschwindigkeit? Wo im Körper hat es seinen Schwerpunkt? Im Kopf, in der Brust, im Becken? Wie ist sein Blick? Lasse dieses Tier dein sexy Krafttier sein, das dir seine Körperlichkeit, seine sexuelle Selbstsicherheit und lustvolle Kraft zur Verfügung stellt. (ca. 5 Min.)

3. **Spiel mit dem sexy Krafttier:** *Jetzt eröffnen wir gemeinsam ein Verwandlungsfeld für unsere sexy Krafttiere. Suche dir im Raum einen Platz, wo du gut für dich sein kannst. Stelle dir noch einmal ganz genau dein sexy Krafttier vor: Wie ist seine Haltung und wie sind seine Bewegungen? Wenn du es gut vor deinem inneren Auge siehst, probiere aus, in diese Körperhaltung und in diese Bewegungen hineinzuschlüpfen. Bleibe dabei mit der Aufmerksamkeit ganz bei dir und deinen Bewegungen. Nimm dir Zeit, die Qualitäten dieses Tieres zu erforschen. Beginne mit kleinen Bewegungen. Steigere sie allmählich. Jetzt bringe sie bis zur Übertreibung. Achte auf Details. Dazu einige unterstützende Fragen:*
   - *Wie setzen die Füße von deinem sexy Krafttier auf?*
   - *Wie bewegt sich der Körper deines sexy Krafttieres?*
   - *Wie ist der Blick?*
   - *Wie ist das Tempo deines sexy Krafttieres? Wie bewegt es sich im langsamen Tempo? Wie in erhöhter Geschwindigkeit?*
   - *Wie viel Raum nimmt dein sexy Krafttier ein?*

   (3–5 Min.)
4. **Kontakt der sexy Krafttiere:** *Jetzt öffne deine Aufmerksamkeit für den gesamten Raum. Nimm die anderen wahr. Jetzt könnt ihr miteinander Kontakt aufnehmen. Probiere aus: Wie geht dein sexy Krafttier in Kontakt? Eher langsam oder eher schnell? Zielstrebig oder umgarnend? Und wie beendet es den Kontakt? Wie verführt dein sexy Krafttier? Geräusche sind erlaubt.* (3 Min.)
5. **Vermenschlichung:** *Reduziere jetzt die Bewegungsgröße deines sexy Krafttieres mehr und mehr. Vermenschliche die Bewegungen so weit, dass gerade noch ein Hauch von deinem sexy Krafttier darin erahnbar ist. Wie fühlt sich das an?* (3 Min.)

Reflexion

- Was war für mich interessant beim Erforschen meines sexy Krafttieres?
- Kann ich mir vorstellen, die Qualität meines sexy Krafttieres in Situationen des Alltags zu aktivieren? Oder in der Sexualität? Was daran fände ich aufregend? Was vielleicht auch unheimlich?

Anmerkung

Im Umgang mit Assoziationen und Fantasien sind Teilnehmerinnen sehr unterschiedlich. Wenn Sie merken, dass es Frauen gibt, denen es schwerfällt, ein Krafttier für sich zu finden, regen Sie Alternativen an:

- *Wähle ein bereits gemeinsam erprobtes Tier als dein vorläufiges sexy Krafttier aus.*
- *Suche eine Partnerin, die ein Tier für sich gefunden hat und erforsche dieses Tier mit ihr gemeinsam.*
- *Nutze statt des Tieres Körperhaltungen und Ausdruckweisen, die du mit sexueller Selbstsicherheit im Allgemeinen verbindest.*

Variation

Tier-Scharade: Haben die Frauen ein Tier für ihre sexuelle Selbstsicherheit gewählt, können sie die Übung auch als Ratespiel durchführen. Jede Frau hat die Gelegenheit, ihr sexy Krafttier in seiner vermenschlichten Form darzustellen. Die anderen Frauen müssen raten, um welches Tier es sich hier vermutlich handelt. Die Frau, die es errät, ist die nächste.

Senf- und Schokoladenseite

- Ziele: Akzeptanz und Stolz auf den eigenen Körper, Stärkung des sexuellen Selbstwertgefühls
- Ursprung: angelehnt an Neo-Tantra (Seminar bei Regina Heckert, vgl. Schulte, 2001), Paartherapie der Hamburger Schule (vgl. Lange & Rethemeier., 2013)
- Charakter: explorativ, emotional, kommunikativ
- Intimitätsgrad: mittel bis hoch
- Zeitempfehlung: 90 Min.
- Material: Matten/Sitzgelegenheiten, vorbereitete Fragen

Die Methode baut auf die Tradition der Selbstuntersuchungsgruppen der 1970er Jahre auf, in denen Frauen über das Erforschen ihres eigenen Körpers in einen gewinnbringenden Austausch kamen (vgl. Hühn & Ulrich, 2011). Auch im Neo-Tantra wird der Vorgang des Sich-Zeigens viel praktiziert. Das bewusste Zeigen sowohl geliebter als auch ungeliebter Körperstellen soll darin unterstützen, offensiv mit dem So-Sein des eigenen Körpers samt den damit verbundenen Schamgefühlen umzugehen. Frauen können sich gegenseitig bestärken, dem eigenen Körper mit einem liebevollen Blick zu begegnen und ihn wertzuschätzen. Die vorliegende Methode nutzt diese Grundidee, verschiebt jedoch das genaue Betrachten des nackten Körpers in den privaten Raum und fokussiert auf den offenen Austausch über die geliebten und ungeliebten Stellen des eigenen Körpers.

Ablauf

1. **Zu Hause – private Körperbetrachtung:** *Als Vorbereitung zum nächsten Mal darfst du deinen Körper eine halbe Stunde nackt im Spiegel betrachten. Dabei kannst du besonders darauf achten, wie der Weg deiner Betrachtung wandert. Schau dir deinen gesamten Körper möglichst genau und neugierig an: Betrachte deine Füße, deine Beine, deine Vulva, deinen Bauch, deinen Po, deine Brüste, deinen Rücken, den Hals, den Kopf. Schau neugierig auf die Formen, Farben, die Behaarung und die Beschaffenheit der Haut an den verschiedenen Stellen. Schau auch jene Körperbereiche an, denen du sonst selten Aufmerksamkeit widmest.*
2. **Körpererinnerung:** *Kommt im Kreis zusammen. Schließe einen Augenblick deine Augen. Erinnere dich an die Betrachtung deines Körpers zu Hause. Kannst du dich gut an deine Formen, Farben und Besonderheiten erinnern?*
3. **Austausch:** *Findet euch in Kleingruppen à drei Frauen für einen Austausch zusammen. In diesem Austausch stehen die Erfahrungen deiner Körperbetrachtung und das Erleben mit deinem Körper im Allgemeinen im Mittelpunkt. Ich werde euch durch gezielte Fragestellungen dabei begleiten. Für den Austausch ist wichtig, dass immer nur eine Frau über ihre Erfahrungen berichtet. Sie ist 10 Minuten lang im Fokus. Die anderen beiden hören aktiv und interessiert zu und vermeiden Kommentare, Beschwichtigungen und Vergleiche. Es geht vor allem darum, sich in der Kleingruppe mit dem zu zeigen, was man*

wirklich empfindet. Teile mit deiner Kleingruppe so viel oder wenig, wie es für dich heute stimmig ist.

- *Wie war die Situation und Atmosphäre, in der ich die Körperbetrachtung gemacht habe?*
- *Wie viel Zeit habe ich mir für das Ausziehen genommen? Wie ging es mir dabei?*
- *Welche Körperteile mag ich an mir besonders? Welche zeige ich wirkliche gerne? Warum?*
- *Welche gehören zu den ungeliebteren Körperteilen? Warum genau lehne ich diese Körperteile ab?*
- *Welche Geschichte gibt es zu einzelnen besonders bedeutsamen Körperregionen, die ich in dieser Kleingruppe teilen möchte? (z.B. lustvolle Momente, Geburten, Stillzeit, besondere Wertschätzung oder Ablehnung von einer anderen Person)*

4. **Tanz der Schokoladenseite** (Musik): *Wir bilden einen Kreis im Stehen. Um unsere Körperbetrachtung humorvoll abzurunden, wollen wir unsere geliebten und ungeliebten Körperteile in Bewegung bringen. Ich mache für euch eine Bewegung meiner geliebten Schokoladenseite vor und ihr dürft das sofort nachmachen und mittanzen. Hier ein paar Beispiele: stolzes langsames Kreisen des Kinnes, genüssliches Po-Wackeln etc. Jetzt geht es im Uhrzeigersinn herum. Wenn du an der Reihe bist, gib also spontan eine Bewegung einer deiner Schokoladenseiten vor und die anderen steigen in diesen Tanz mit ein. Wir feiern all die geliebten Körperstellen, bis jeweils wieder an die linke Nachbarin abgegeben wird. Ihr dürft gerne übertreiben ...*
5. **Tanz der Senfseite** (Musik): *Doch die ungeliebten Körperstellen wollen nicht zu kurz kommen. Wir setzen die Runde fort. Statt der Schokoladenseite darfst du nun mit deiner Senfseite, einem »ungeliebten Körperteil« spielen und es im Tanz in Bewegung bringen. Die anderen greifen die Bewegung sofort auf und tanzen mit. Es darf freudig »geschwabbelt«, »gemagert«, »gemekelt«, »gejammert« und mit Mimik unterstützt werden.* Geben Sie ein paar Beispiele von tänzerischen Bewegungen Ihrer ungeliebten Körperteile vor: übertrieben angeekeltes rhythmisches Tippen in den »Schwabbelbauch«, Präsentieren der schiefen Schneidezähne mit einer Grimasse, das »viel zu wilde Haar« raufen etc. *Übertreibt genüsslich und fühlt das Rampenlicht für die versteckten Zonen.*

Reflexion

- Wie war der Austausch über meine Körperbetrachtung und Körperbeurteilung vor der Kleingruppe? Was habe ich dabei körperlich empfunden?
- Wie habe ich das Tanzen erlebt? Was war besonders genüsslich? Was herausfordernd?
- Wie habe ich die anderen dabei erlebt?
- Welchen Einfluss haben Schönheitsideale auf mich und mein Körpererleben?
- Diskussion über Schönheitsideale

Reise durch das Vulva-Land

- Ziele: Stärkung der genitalen Selbstwahrnehmung, Stolz auf das eigene Genital, Kennenlernen der Vielfalt von Vulven, Austausch über Empfindungen, Erfahrungen und Selbstliebe-Techniken
- Ursprung: angelehnt an Neo-Tantra
- Charakter: meditativ, reflexiv, kommunikativ
- Intimitätsgrad: hoch
- Zeitempfehlung: 90 Min.
- Material: vorbereitete Fragen, Plastik-Spekula zum Verteilen

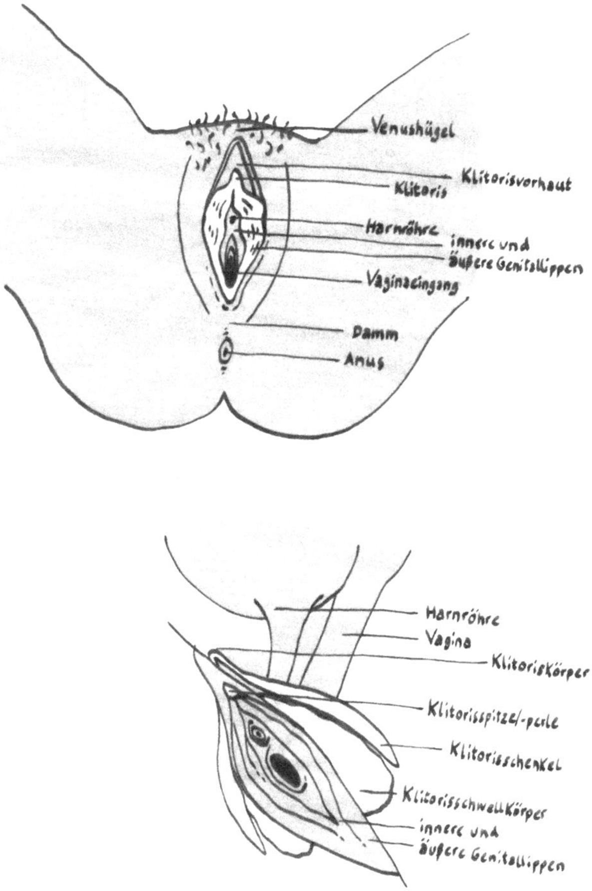

Abb. 5

Die Methode bildet eine Steigerung gegenüber der Methode »Senf- und Schokoladenseite«. Die Hintergründe sind daher vergleichbar, hier jedoch verschiebt sich der Fokus ganz auf die Akzeptanz des eigenen Genitals. Frauen haben in dieser Methode die Möglichkeit, dem eigenen Genital ihre ganze Aufmerksamkeit zu widmen. Im geschützten Rahmen bekommen sie

Zeit, von ihrem Vulva-Land zu erzählen und von anderen Vulva-Ländern zu erfahren. Dieser Vorgang benötigt einen gesteigerten Grad an Intimität. Er ermöglicht einen außerordentlichen Erfahrungszuwachs und das Gefühl tiefer Verbundenheit unter Frauen. Sie können über den konkreten Austausch voneinander lernen und Anregungen bekommen (z.B. Umgang mit Scham oder Lust, Selbstbefriedigungstechniken, Intimpflege, Intimrasuren). Diese Methode ist der Methode »Yoni-Talk« verwandt und alternativ einsetzbar. Im Vorfeld sollte eine gemeinsame Sprache gefunden (s. die Methode »Penivagitus«) und die Anatomie an einem Plüschmodell oder Bild besprochen werden.

Ablauf

1. **Zu Hause – Reise durch das Vulva-Land:** *Nimm dir zu Hause mindestens 20 Minuten Zeit, deine Vulva und deine Vagina zu bereisen. Nutze für diese Erkundungstour deine Finger, einen Handspiegel und wahlweise einem Spekulum für das innere Land. Spüre und betrachte dabei alle Details neugierig: die Größe der Vulva, die Form der Lippen, die Farben, die Hautbeschaffenheit, die Klitoris, die Behaarung, den Eingang zur Vagina, den Innenraum etc.*
2. **In der Gruppe – Erinnerung an das Vulva-Land:** *Schließe für einen Augenblick die Augen. Erinnere dich, wie du zu Hause dein Vulva-Land erkundet hast. Was hast du gesehen? Was hast du gespürt? Was hast du äußerlich und im Inneren des Landes entdeckt?*
3. **Reiseberichte in Kleingruppen:** *Findet euch nun in Kleingruppen à drei Frauen zusammen. Es folgt nun ein durchgeleiteter Austausch über die Erfahrung deiner Vulva-Reise zu Hause. Dabei spricht immer nur die Frau, die gerade über ihr Vulva-Land berichtet. Die anderen hören aktiv und liebevoll interessiert zu. Vermeidet Ratschläge, Vergleiche oder persönliche Kommentare. In eurem Reisebericht könnt ihr von den persönlichen Wahrnehmungen und Empfindungen aus eurem Vulva-Land erzählen. Gib so viel von deiner Reise preis, wie es für dich gerade stimmig ist. Anhand dieses Fragezettels kannst du dich orientieren. Wähle die Fragen, die für dich passen. Jede von euch hat 15 Minuten Zeit.*
4. **Reise-Stationen – Fragezettel:**
   - *Wie war die Situation und Atmosphäre, in der ich die Vulva-Reise gemacht habe?*
   - *Wie nenne ich mein Vulva-Land?*
   - *Wie sieht es aus? Wie würde ich es beschreiben? Wie ist die Gesamtheit, der Venushügel, die Behaarung, die Form der inneren und äußeren Lippen, die Klitorisvorhaut und die Klitoris, der Harnausgang, der Vaginaeingang? Konnte ich einen Blick in das Innere werfen?*
   - *Was konnte ich mit meinen Fingern spüren? Wie fühlt es sich außen und innen an?*
   - *Was mag ich daran besonders?*
   - *Was wirkt für mich befremdlich? Was finde ich nicht schön?*
   - *Wie viel Aufmerksamkeit gebe ich meinem Vulva-Land im Alltag?*
   - *Welche Berührungen mag es, welche mag es nicht?*
   - *Spielt für mich Selbstbefriedigung eine Rolle? Wenn ja, wie mache ich das eigentlich?*

5. **Zwischenstopp in Stille:** *Hat eine Frau ihren Reisebericht beendet, haltet für einen Moment inne. Spürt den Worten nach. Nimm wahr, wie dein Körper auf das Erzählte reagiert hat. Nimm wahr, wie dein eigenes Vulva-Land beim Zuhören mitgelauscht hat. Jetzt ist die nächste Frau an der Reihe.* (Der Vorgang wird wiederholt, bis alle an der Reihe waren.)
6. **Ausklang:** *Schließt für einen Augenblick die Augen. Spürt dem Gesagten und Gehörten nach. Würdigt in Stille innerlich die Offenheit und Achtsamkeit, die ihr miteinander geteilt habt. Öffnet jetzt wieder die Augen. Wenn ihr abschließende Worte sprechen oder euch beieinander bedanken wollt, tut dies jetzt.*

Reflexion in der Gruppe

- Wie habe ich es erlebt, von meinem Vulva-Land zu berichten? Wie hat sich mein Körper dabei angefühlt? War es mit bestimmten Gefühlen verbunden? War es leicht oder schwer Worte zur Beschreibung zu finden?
- Was war beim Zuhören für mich besonders eindrücklich? Wie hat sich mein Körper, mein Vulva-Land dazu verhalten?
- Was könnte Mädchen und Frauen dabei unterstützen, ihre Vulva-Länder zu besuchen und zu ehren?

Vulva-Kreativwerkstatt

- Ziele: genitale Wahrnehmung und Akzeptanz, Bewusstsein für die Vielfalt weiblicher Vulven
- Ursprung: Sexualpädagogik (vgl. Düring, 2011: »Geschlechterknete«)
- Charakter: kreativ, reflexiv
- Intimitätsgrad: mittel
- Zeitempfehlung: ca. 90 Min.
- Material: Ton oder Modelliermasse, Strasssteine o.ä., Farben, Pinsel

In dieser Methode werden aus Modelliermasse handgroße Skulpturen der Vulva geformt. Optische und haptische Eindrücke aus der Selbsterforschung führen zu einer emotionalen Auseinandersetzung mit dem genitalen Selbstbild, Schönheitsidealen sowie zur Reflexion anatomischer Gegebenheiten. Der kreative Prozess des Modellierens einer Vulva ermöglicht eine ganzheitliche Erfahrung mit dem äußeren Genital und es entsteht eine Verbindung zwischen dem inneren Erleben und dem bildnerischen Ausdruck. Dies eröffnet die Möglichkeit, das eigene Körperbild aus der Distanz zu betrachten, es spielerisch zu verändern und das Erlebte zu reflektieren. In der Ausstellung der Werke wird die Formenvielfalt der Vulva bekräftigt und bewundert. Es ist hilfreich, im Vorfeld bereits die Methode »Penivagitus« durchzuführen und anatomische Grundlagen des weiblichen Genitals anhand der Paomi-Plüsch-Vulva[2] zu geben.

Ablauf

1. **Zu Hause – Die Vulva erforschen:** *Bevor wir unsere Vulva-Kreativwerkstatt eröffnen können, hast du die Aufgabe, dein Genital zu Hause mindestens 20 Minuten mit einem Handspiegel zu erforschen. Schau dir dabei alle Details neugierig und genau an: die Größe der Vulva, die Form der Lippen, die Farbe, die Hautbeschaffenheit, die Klitoris, die Behaarung, den Vaginaeingang etc.*
2. **Vulva-Kreativwerkstatt (60 Min.):** *Schließe einen Moment lang die Augen. Erinnere dich an die Erforschung deines Genitals zu Hause. Was waren deine Entdeckungen? Versuche, dir dein Genital noch einmal in der Erinnerung wachzurufen. Jetzt modelliere mit dieser Modelliermasse eine Vulva anhand des erinnerten Bildes. Es ist dabei nicht entscheidend, dass ein perfektes Abbild entsteht. Du darfst ins freie Gestalten gehen. Für dich besonders wichtige Details der Vulva kannst du mit Strasssteinen oder Naturfundstücken in deinem Kunstwerk hervorheben.*
3. **Ausstellung der Kunstwerke:** *Jetzt können die modellierten Vulven ausgestellt werden. Finde einen guten Platz für dein Kunstwerk. Wenn du willst, kannst du diesen Platz dazu dekorieren. Wir werden die Werke in einem gemeinsamen »Rundgang« betrachten.*

2 PAOMI stellt Sexualorgane aus Stoff her, die sog. Aufklärungskissen. Sie eignen sich besonders gut zur Demonstration und zur haptischen Erkundung anatomischer Gegebenheiten (http://www.part-of-mine.de).

Dieser Vorgang kann sehr feierlich gestaltet sein, soll aber unbedingt ohne Kommentare und Bewertungen erfolgen.

Reflexion

- Wie habe ich die Selbsterforschung zu Hause erlebt? Was war spannend? Neu? Fremd?
- Wie ging es mir im Werkstatt-Prozess? Habe ich dabei körperlich etwas wahrgenommen?
- Wie empfinde ich mein Werk?
- Möchte ich meinem Vulva-Kunstwerk zu Hause einen Platz einrichten?
- Wie erging es mir dabei, die vielfältigen Formen zu sehen?

Variationen

1. Vorher-Nachher-Spiel: Beim Vorher-Nachher-Spiel gibt es zwei Phasen des Modellierens. In einem ersten Schritt wird eine Vulva modelliert, die ohne die Selbsterkundung erfolgt, sodass sie der Vorstellung der eigenen Vulva entspricht. Danach wird die eigene Vulva als Hausaufgabe genau erforscht und schließlich ein zweites Werk modelliert. Die Teilnehmerinnen nehmen Verfeinerungen im Kunstwerk wahr und damit auch in der Wahrnehmung der eigenen Vulva.

2. Ebenbild: In dieser Variante wird der optische Aspekt zugunsten des gefühlten Aspekts vernachlässigt. Die Teilnehmerinnen haben die Aufgabe, ihre Vulva so zu formen, wie sie sie in ihrem Körpergefühl im Moment erleben bzw. wie sie sie gerne erleben würden. Diese Variante bringt statt einer optischen Nachbildung Gefühle und Fantasien zum Ausdruck (vgl. Tuider et al., 2012).

Vulva-Fotoshooting

- Ziele: Stärkung der genitalen Selbstwahrnehmung, Stolz auf das eigene Genital
- Ursprung: inspiriert durch ein Seminar mit Mithu Sanyal
- Charakter: kreativ
- Intimitätsgrad: hoch
- Zeitempfehlung: mind. 120 Min.
- Material: Matten, Fotoausrüstung, umfangreicher Requisitenbestand, zusätzliche Raumoptionen

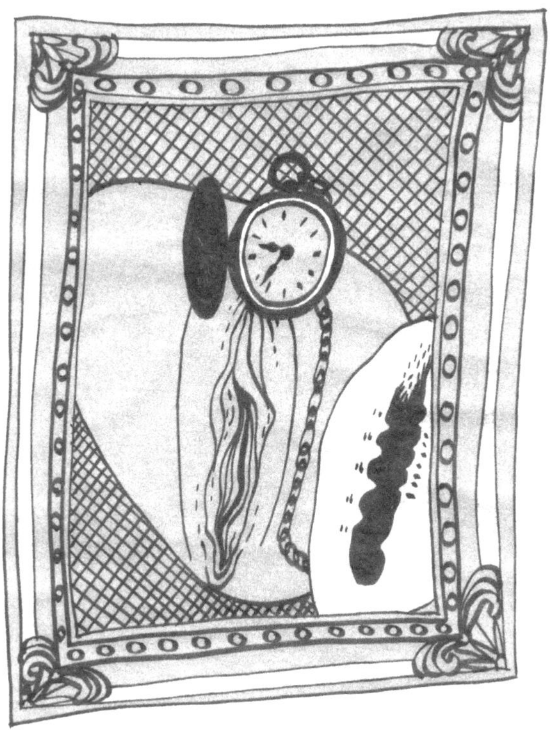

Abb. 6

In dieser Methode wird die eigene Vulva in Szene gesetzt und fotografiert. Die Teilnehmerinnen haben die Möglichkeit, sich intensiv mit ihrem genitalen Selbstbild auseinanderzusetzen und sich gestalterisch mit ihrer Vulva in Beziehung zu bringen. Die Vulva wird über den Einsatz von Gegenständen sowie Naturmaterialien als ein Installationskunstwerk inszeniert. In einer vertrauten Kleingruppe werden im Einverständnis mit den Teilnehmerinnen Fotos von den »Vulva-Installationen« erstellt. Über den kreativen Prozess können Frauen dem eigenen Erleben einen Ausdruck in ihrer künstlerischen Handschrift verleihen bzw. Kraftsymbole finden, die ein positives genitales Erleben verstärken. Fragen Sie die Teilnehmerinnen im Vorfeld unbedingt, ob diese Übung interessant für sie und von allen erwünscht ist.

Ablauf

1. **Einführung:** *In dieser Einheit darf die Vulva bei einem Fotoshooting teilnehmen. Dafür kannst du eine künstlerische Vulva-Installation gestalten, die dem momentanen oder erträumten Erleben deiner Vulva einen kraftvollen Ausdruck verleiht. Du darfst dafür alle Requisiten benutzen, die dich dabei unterstützen. Ich habe hier ein paar Beispiele mitgebracht: Feder, Uhr, Muschel, Edelstein, Blüten, Werkzeug, Schale, Kerze, Clownsnase, Tücher, Besteck, Spiegel, Hüte, Schlüssel, Schloss, …*
2. **Kreative Kleingruppen (10 Min.):** *Bildet für diese Übung Paare, in denen ihr euch schon vertraut miteinander fühlt. Es sind auch Dreier-Konstellationen möglich. Die Kleingruppen können sich beim Gestalten der Installationen beraten und wahlweise beim Fotoshooting unterstützen. Tauscht euch darüber aus, wie es euch damit geht, einander gegenseitig zu fotografieren.*
3. **Installation (20–30 Min.):** *Nimm dir zunächst Zeit für dich allein. Wähle Gegenstände aus, die du mit dem Erleben deiner Vulva und Vagina verbindest. Oder wähle Kraftsymbole der Freude, Lebendigkeit und Energie, die für sie besonders ansprechend sind. Probiere verschiedene Installationsvarianten für dich alleine aus. Wenn deine Vulva heute sehr kamerascheu ist, kannst du sie auch stellvertretend durch Gegenstände nachbauen oder sie malen und später in eine Installation setzen.*
4. **Fotoshooting (40 Min.):** *Suche dir ein Setting für dein Vulva-Fotoshooting: Baue dir ein Separee im Gruppenraum, in deinem eigenen Zimmer* (falls Seminar-Hotel) *oder in der freien Natur, das du als Setting nutzen möchtest. Deine Kreativ-Partnerin kann dir beim Erstellen der Fotos behilflich sein. Spür nach, ob das für dich passt. Es ist dir auch freigestellt, Selfies zu machen. Dann positioniere dich, bringe deine Gegenstände ins Bild und lass dich fotografieren bzw. fotografiere dich selbst. Bei den Fotos kann der ganze Körper oder auch nur der Ausschnitt der Vulva zu sehen sein. Die Kreativ-Partnerin kann bei der Installation mit ihrem Außenblick beraten. Danach erfolgt ein Wechsel.*
5. **Reflexion:** *Danach trifft sich die Gruppe im Gruppenraum zur Reflexion bzw. einem Erfahrungsaustausch.*
   - *Wie ist es mir mit der Aufgabe ergangen?*
   - *Was war interessant, aufregend, irritierend, unangenehm?*
   - *Wie gefallen mir meine Bilder?*
6. **Wahlweise Diashow:** *Wenn ihr wollt, können wir (wahlweise anonym) eine Diashow unserer Fotos machen.* Das Präsentieren der Fotos kann eine wunderbare Abrundung sein. Für viele Gruppen ist die Präsentation jedoch zu intim. Schaffen Sie eine achtsame Atmosphäre und feiern sie die vielfältigen Exemplare.

3 Atem – Stimme – Sprache

Es folgen Methoden, die den Atem, die Stimme und die Kommunikation in den Mittelpunkt stellen und als Ressource für das eigene Körpererleben und die sexuelle Lust aufschließen. Der Atem hat einen großen Einfluss auf alle physiologischen und motorischen Abläufe, steht aber auch im direkten Zusammenhang mit den Emotionen. Körperhaltungen, Bewegungsmuster und Emotionen haben ebenso Rückwirkungen auf den Atemvorgang. Auch in der sexuellen Erregung gilt dieses reziproke Verhältnis. Der Erregungszustand hat eine unwillkürliche Auswirkung auf die Atmung. Bewusste Atemtechniken haben gleichermaßen Rückwirkungen auf den Erregungszustand. Dadurch können wir über das Bewusstsein für den Atem und das Spiel mit dem Atem lustvolle Erfahrungen gestalten (vgl. Rosenberg, 1983).

Die Bioenergetik verweist darauf, dass der Atem das persönliche Energieniveau bestimmt. Die flache Brustatmung hält das Energieniveau niedrig und verringert damit sowohl die Emotionalität als auch die gefühlte Lebensintensität. Die volle und tiefe Bauchatmung kann zur Intensivierung des Erlebens führen (vgl. Lowen, 1979). Atemübungen können folglich so eingesetzt werden, dass sie diese Wechselwirkung bewusst machen und eine Energetisierung über den Atem herbeiführen. Sexocorporel liefert darüber hinaus detailliertes Wissen, wie die Art der Atmung den Erregungsmodus mitbestimmt. Die Atmung gilt neben dem Muskeltonus und der Bewegung als einer der Hauptfaktoren für das sexuelle Erleben. Sie hat je nach Qualität (Brust- oder Bauchatmung), Intensität und Rhythmus auch eine unmittelbare Auswirkung auf die Art des Orgasmus (Bischof-Campbell, 2012). So können Atemexperimente bewusst machen, wie der Atem zur Erregungssteigerung, zur Ausbreitung der Erregung im ganzen Körper, aber auch zur genitalen und emotionalen Entladung genutzt werden kann (s. Einleitung zum Kapitel »Muskeltonus und Bewegung« sowie die Tabellenübersicht der Erregungsmodi im Anhang). Darüber hinaus werden Atemmeditationen angeregt, die im Neo-Tantra und im Achtsamkeitstraining praktiziert werden. Diese steigern das Atembewusstsein und die körperliche Präsenz.

Der Einsatz der Stimme kann die beschriebenen Erfahrungen verstärken. Durch ihre Klang- und Resonanzgesetze ist die Stimme noch deutlicher im Körper zu spüren als der Atem. Sie »füllt« den Körper von innen her aus. Darüber hinaus dient sie uns als wichtigstes Ausdrucksmittel für unsere Gefühle (vgl. Cramer, 1998; Alavi Kia, 2001). Über den Einsatz der Stimme kann sich der Spontanausdruck Raum nehmen, sodass sich die empfundene Lebendigkeit steigert (vgl. Lowen & Lowen, 1985).

Mit Atem und Stimme ist ebenso unsere Sprachfähigkeit verbunden. Viele Menschen fühlen sich im Umgang mit sexuellem Vokabular sowie in der sexuellen Kommunikation verunsichert. So schließen sich einige Methoden an, die auf spielerische Weise die Kommunikation über körperliches Empfinden und eigene Wünsche erleichtern.

Vipassana – Stille Atemmeditation

- Ziele: Präsenz, Aufmerksamkeit und Vertrauen in das gegenwärtige Körpererleben
- Ursprung: Achtsamkeitstraining, Körperpsychotherapie
- Charakter: meditativ
- Intimitätsgrad: niedrig
- Zeitempfehlung: 20 Min.
- Material: Meditationskissen/Stühle, Uhr, Zimbel

Vipassana (pali: »Einsicht«) ist eine der ältesten und einfachsten Meditationsformen, die es gibt. Sie konzentriert sich auf die Präsenz in allen Tätigkeiten, aber vor allem auf die Beobachtung des Atems. Der Atem wird bewusst genutzt, um sich gezielt in die Gegenwärtigkeit zu bringen und die Aufmerksamkeit vom Denken auf das körperliche Erleben zu richten. Durch die Beobachtung des Atems wird die Innenwahrnehmung aktiviert, die den Körper in einen sinnlichen und sensiblen Zustand befördert (vgl. Hölzel, 2015).

Ablauf

1. **Sitzhaltung:** *Nimm eine aufrechte Sitzhaltung ein: Rücken und Kopf sind aufrecht und wach. Die Haltung ist ruhig und stabil. Die Augen sind, wenn möglich, geschlossen.*
2. **Atem:** *Beobachte bewusst den Atem, ohne ihn zu forcieren. Er darf leicht fließen.*
3. **Atemweg:** *Richte deine Aufmerksamkeit auf die Bewegungen der Bauchdecke und spüre, wie die Luft hineinfließt und wieder hinausströmt.*
4. **Gedanken:** *Kommen Gedanken, Eindrücke von außen, Gefühle oder Wertungen, registriere sie und kehre dann wieder bewusst zur Wahrnehmung des Atems zurück.* Verändern Sie hin und wieder den Aufmerksamkeitsfokus: Bauchdecke, Nasenlöcher, Atempausen. So ist es leichter, präsent zu bleiben. Auch das Geräusch von Zimbeln ist sehr nützlich, um bei abschweifenden Gedanken zur Körperwahrnehmung zurückzukehren. Vereinbaren Sie im Vorfeld mit den Teilnehmerinnen das Zimbeln als Zeichen für die erneut auf den Atem gerichtete Aufmerksamkeit.

Reflexion

- Wie nehme ich das Atmen wahr?
- Wie nehme ich meinen Körper in dieser Stille wahr?
- Wie gelingt es mir, von Gedankengängen wieder zum Körpergespür und zur Atmung zurückzukehren?

Variationen

Die Vipassana-Atemmeditation ist auch im Liegen oder im Laufen möglich. Im Liegen ist es wichtig, eine Haltung zu finden, die den Zustand innerer Wachheit aufrechterhalten kann. Im Laufen wird die volle Aufmerksamkeit in die Füße und auf den Bodenkontakt gelenkt (vgl. Rosenberg, 1983).

Atmender Körper

- Ziele: Wahrnehmung des Atems und des Zusammenspiels von Atmung und Tonus
- Ursprung: Sexocorporel (vgl. Rescio, 2014)
- Charakter: aktiv, spielerisch, kognitiv
- Intimitätsgrad: niedrig
- Zeitempfehlung: 90 Min.
- Material: –

Diese Übung dient der Wahrnehmung der eigenen Atmung. Die Atmung steht in direkter Wechselwirkung mit Haltungen, Tonus, Gedanken und Emotionen. Die Brustatmung ist flach, die Bauchatmung hingegen tiefer. Wird intensiv in den Bauch geatmet, lösen sich Spannungen und die Durchblutung wird verbessert. Auch die Erregung kann sich leichter im ganzen Körper ausbreiten. Andererseits ist die tiefe Bauchatmung erst möglich, wenn sich das Zwerchfell entspannt. Die Wahrnehmung der eigenen Atmung ist die Voraussetzung dafür, diese Prozesse bewusster wahrzunehmen und zu gestalten.

Ablauf

1. **Hinlegen:** *Lege dich auf den Rücken. Stelle die Beine hüftbreit auf.*
2. **Atemqualität:** *Lenke deine Aufmerksamkeit auf deine Atmung. Begleite deinen Atem auf dem Weg nach innen. Spüre die Qualität deines Atems: Ist er langsam, tief, unregelmäßig, flach? Wo spürst du den Atem? Atme frei durch den offenen Mund aus.*
3. **Innere Räume:** *Spüre, wie der Atem die inneren Räume bewegt: den Brustraum, den Bauchraum. Visualisiere die beiden Räume im Inneren deines Körpers. Beobachte den Atem und spüre, wie er im Körperinneren fließt. Kann dein Atem frei fließen? Gibt es Stellen, an denen dein Atem festgehalten wird? Gibt es Stellen, an denen es eng wird? Gibt es Bewegung? Wenn ja, wo genau? Spürst du Bewegung im Brustraum? Spürst du Bewegung im Bauchraum?*
4. **Zwerchfell:** *Visualisiere dein Zwerchfell als wäre es ein fliegender Teppich zwischen Brust- und Bauchraum. Stelle dir vor, wie sich das Zwerchfell hin- und herbewegt. Lass den Bauch los und stelle dir vor, wie sich beim Einatmen das Zwerchfell nach unten senkt, um Platz für die Lungen zu schaffen. Ziehe den Bauchnabel nun leicht nach innen und visualisiere, wie sich beim Ausatmen das Zwerchfell nach oben bewegt. Wie es sanft die Lungen schiebt, damit der Atem frei herausfließen kann.*
5. **Atemaufmerksamkeit schicken:** *Spüre, wie sich die Rippen seitlich ausdehnen, wenn du einatmest – und wie sie sich zurückziehen, wenn du ausatmest. Spüre, wie sich das Brustbein beim Einatmen hebt und beim Ausatmen wieder senkt. Schicke deinen Atem zwischen die Schulterblätter und spüre, wie sich der Rücken entspannt. Schicke deinen Atem in die unteren Spitzen der Lungen und spüre, wie sich die Bauchdecke hebt und wieder senkt.*
6. **Hand auflegen:** *Lege eine Hand auf den unteren Bauch und die andere unter den unteren Rücken. Spüre, wie die Bauchdecke durch die Atmung deine Hand bewegt. Spüre, wie sich*

der Druck auf die Hand unter dem Rücken verändert, je nachdem, ob du ein- oder ausatmest.

7. **Spiel mit Intensität:** *Steigere jetzt die Intensität deines Atems, sodass mehr Bewegung spürbar wird. Spüre von innen als auch über deine Hände, wie sich dein Atem bewegt. Spiele mit dem Volumen und dem Rhythmus. Atme mal langsam und tief, mal schneller und flacher. Wie fühlst du dich dabei? Wie empfindest du deinen Körper?*
8. **Anspannung:** *Versuche nun, den Bauch anzuspannen und trotzdem tief zu atmen. Fällt es leichter oder schwerer? Versuche, durch den fest geschlossenen Mund auszuatmen. Fällt es leichter oder schwerer?*
9. **Entspannung:** *Entspanne nun deinen Bauch vollkommen, wenn du einatmest, und ziehe den Bauchnabel sanft nach innen, wenn du ausatmest. Öffne den Mund beim Ausatmen. Nimm den Unterschied wahr.*

Reflexion

- ➢ Wie nehme ich das Atmen wahr? Atme ich eher im Brustraum oder bis in den Bauchraum? Wie habe ich mein Zwerchfell empfunden?
- ➢ Wie hat sich mein Körper in den unterschiedlichen Intensitäten und Rhythmen angefühlt?
- ➢ Was verändern Anspannung und Entspannung im Körper mit meinem Atemfluss?

Yoni-Atmung

- Ziele: Wahrnehmungssensibilisierung und Anbindung des Genitals an das gesamte Körpererleben
- Ursprung: Neo-Tantra (vgl. Heckert, 2009b), Integrative Körperpsychotherapie
- Charakter: meditativ
- Intimitätsgrad: niedrig–mittel
- Zeitempfehlung: 5–15 Min.
- Material: Meditationskissen/Stühle, Zimbeln

Die Yoni-Atmung[3] ist eine Form der Atemmeditation, in der der Atemweg durch die Visualisierung des Genitals aktiv mitgelenkt wird. In der Vorstellung wird über das Genital ein- und ausgeatmet. Wie in allen Aufmerksamkeitsprozessen wird darüber eine neuronale Aktivierung ausgelöst, die die Wahrnehmung des Genitals verfeinert (vgl. z.B. Ott & Hölzel, 2011). In dieser Verfeinerung liegt das Potenzial zur Steigerung des sexuellen Lusterlebens. Der gerichtete sanfte Atem entspannt die genitale Muskulatur und das Gewebe.

Ablauf

1. *Nimm eine bequeme Sitzhaltung auf dem Sitzkissen ein. Schau, dass du eine gute, sich selbst stabilisierende Körperhaltung findest. Die Knie sollten tiefer als das Becken sein, die Schultern sind locker, Kiefer und Bauch sind entspannt.*
2. *Richte deine Aufmerksamkeit nach innen. Lausche in deinen Körper hinein.*
3. *Die Meditation beginnt mit einer Atembeobachtung (wie in der Vipassana-Meditation). Richte die Aufmerksamkeit auf Bauchdecke und Nasenlöcher. Richte deine Aufmerksamkeit dann auf die Bereiche, die vom Atem geweitet werden (Brustraum, Lenden, Bauchraum, Beckenraum etc.).*
4. *Visualisiere deine Yoni/dein Genital: Stelle dir vor, du könntest deine Yoni sehen, wie sie jetzt gerade in deinem Becken sitzt, umhüllt von deiner Kleidung. Stelle dir vor, dass du über deine Yoni einatmen kannst. Deine Lippen lassen sanft die warme Atemluft in deinen Körper einströmen. Im Körper wird sie entlang der Wirbelsäule über das Herz bis zum Scheitel den Körper hinauf transportiert. Anschließend kann die Atemluft über denselben Weg wieder nach unten zur Yoni ausgeatmet werden.*
5. Zimbeln Sie zum Abschluss, sodass das Ende für die Teilnehmerinnen zunächst ohne Worte eingeleitet wird und sie ihre Meditation ausklingen lassen können.
6. *Beende mit einem tiefen Atemzug die Meditation und öffne deine Augen.*

3 *Yoni* (Sanskrit) ist die Bezeichnung für das gesamte Genital, die im Neo-Tantra verwendet wird. Der Begriff eignet sich für die Methode, da er, von der medizinisch anmutenden Fachsprache losgelöst, einen emotionalen Zugang erleichtert und keine begriffliche Zweiteilung in Vulva und Vagina vorgenommen werden muss. Die Begrifflichkeiten können jedoch auch frei nach Belieben der Leitung und der Gruppe gewählt werden.

Reflexion

- Was habe ich in meinen Körper bei dieser Atemweise wahrgenommen?
- Wie fühlt sich mein Genital gerade an?
- In erfahreneren Gruppen kann die Meditation unreflektiert stehenbleiben.

Variationen

1. Yoni-Atmen mit Beckenschaukel im Sitzen: Der oben geschilderte Ablauf kann mit der Beckenschaukel erweitert werden. Einatmend schiebt sich das Becken nach hinten/unten, sodass ein leichtes Hohlkreuz entsteht, ausatmend rundet sich der Rumpf ab und das Becken wird leicht nach vorne/oben geschoben.

2. Yoni-Tönen: Mit dem Ausatmen kann wahlweise ein Ton hinzugenommen werden. Über die Resonanz beim Tönen bei gleichzeitiger Visualisierung des Atemweges kann das innere Strömen verstärkt werden.

Atem-Forschung

- Ziele: Erforschen der Zusammenhänge von Atmung, Muskeltonus und Bewegung, Wissenserwerb: Erregungsmodi
- Ursprung: angelehnt an Sexocorporel (Ausbildung ZISS)
- Charakter: aktiv, spielerisch, kognitiv
- Intimitätsgrad: niedrig
- Zeitempfehlung: 90 Min.
- Material: –

Diese Methode ermöglicht es, über das Ausprobieren verschiedener Spannungszustände im Körper und Atemweisen unterschiedliche Atemerfahrungen zu machen. Anhand dieser Erfahrungen kann man sich den Zusammenhängen von Atmung und Erregungsmodi (s. Einleitung zum Kapitel »Muskeltonus und Bewegung« sowie Anhang) gut annähern, diese erklären und gemeinsam erproben. Im sogenannten *archaischen Erregungsmodus* wird der Atem festgehalten oder geht wie im *mechanischen Erregungsmodus* mit einer kurzen, manchmal stoßartigen, flachen Atmung einher. Er begünstigt eine schnelle Erregungssteigerung und Entladung. Allerdings bleibt der Genuss dabei zurück. Beim *ondulierenden Erregungsmodus* vertieft und verströmt sich der Atem. Dadurch breitet sich das Genussgefühl gut im ganzen Körper aus. Das Atem-Charakteristikum des *wellenförmigen Erregungsmodus* ist die Synchronisierung der Körperbewegung mit der tiefen Bauchatmung. Diese Kombination begünstigt die Steigerung und Ausbreitung der Erregung, aber auch den Orgasmus (vgl. Bischof-Campbell, 2012). Je bewusster die Frauen die Zusammenhänge des Atems selber erfahren, desto flexibler können sie mit den unterschiedlichen Qualitäten spielen.

Ablauf

1. *Gehe in mäßigen Tempo durch den Raum. Nimm dabei bewusst deinen neutralen Gang wahr.*
2. *Richte deine Aufmerksamkeit jetzt auf den Atem. Wie atmest du im Augenblick? Flach oder voll? Brust- oder Bauchatmung? Welche Körperempfindungen sind damit verbunden?*
3. *Wir gehen weiter und nehmen jetzt nach und nach verschiedene Spannungszustände ein. Spüre dabei genau, wie sich deine Atmung jeweils verändert* (unmittelbare Reflexion der Körperbeobachtungen).
   - Spannung im Kiefer vs. Entspannung im Kiefer
   - Spannungen in den Armen vs. Entspannung in den Armen
   - Aufrichten des Brustkorbes vs. Einfallen des Brustkorbes
   - Spannungen im Gesäß vs. Entspannung im Gesäß
   - angespannter Beckenboden vs. entspannter Beckenboden
   - Spannung in den Beinen vs. Entspannung in den Beinen

4. *Nimm irgendwo im Raum Platz. Wir werden jetzt im Sitzen gemeinsam unterschiedliche Arten des Atmens ausprobieren. Nimm dabei wahr, wie sich das im Körper anfühlt – zum Beispiel kribbelnd, hyperventilierend, ermattend … Fühlst du dich eher aufgeladen oder im Atemmangel?*
   - ganz langsames Atmen
   - schneller werdendes Atmen
   - ausstoßendes Atmen
   - Atem anhalten/Atem vergessen
   - Schnappatmung
   - hechelndes Atmen

   Leben Sie die einzelnen Atemweisen zur Orientierung und Enthemmung der Gruppe vor. Die Gruppe kann direkt nach jeder Variante Erfahrungen zusammentragen.

Reflexion

- Wie verändern Spannungszustände meine Atmung?
- Wie habe ich meinen Körper und meine Emotionen in den unterschiedlichen Phasen wahrgenommen?
- Welche Rolle spielt der Atem in der Sexualität?
- Wie atme ich eigentlich, wenn ich erregt bin?
- Welche Atemqualitäten sind mir vertrauter als andere?

Input

Nach den Erfahrungen bietet es sich an, einen Input zu den Zusammenhängen von Atmung und Erregung zu geben. Gestalten Sie die Wissenseinheit so, dass die Teilnehmerinnen ihre direkten Erfahrungen gut einbringen können. So werden Erfahrungen und Wissen direkt verzahnt.

In der Methode »Erregungsmuckis und Erregungsmodi« werden über den Schwerpunkt des Muskeltonus die Erregungsmodi sehr deutlich und einfach erklärt. Achten Sie darauf, jeweils die positiven Aspekte auf die Erregung und auf das Genussgefühl einer Atemweise bzw. eines Erregungsmodus herauszustellen sowie auch mögliche hemmende Aspekte zu benennen. So kommt es nicht zu Normierungen, was »richtige« oder »falsche« Atemmöglichkeiten sind, sondern die verschiedenen Atemweisen können gut nebeneinander stehen und Wahlmöglichkeiten darstellen.

Tönen

- Ziele: Sensibilisierung der Körperwahrnehmung, Potenzial der Stimme verstehen und nutzen
- Ursprung: Atem- und Stimmtherapie, Musikpädagogik, Buddhismus
- Charakter: meditativ
- Intimitätsgrad: niedrig
- Zeitempfehlung: 10–40 Min. (Einzelne Teile können nach Ermessen zeitlich variiert werden.)
- Material: Zimbeln

Das »Tönen« oder »Toning« ist eine sehr frühe und schlichte Form des Singens oder Musizierens. Dabei werden lange Vokaltöne gesungen. Da keine virtuose Gestaltung angestrebt wird, ist die Stimme frei von steuernden Prozessen und damit näher an ihrer direkten Ausdruckskraft. Dieser direkte stimmliche Ausdruck kann uns auch in der Sexualität zugute kommen. Die Atem- und Stimmtherapie untermauert, dass lange Vokalklänge die Kraft haben, den ganzen Körper zum Vibrieren zu bringen. Die Schwingungen können die Körperzellen so verändern, dass sie eine belebende Wirkung auf den Körper haben (vgl. Cramer, 1998). Auch Erregung breitet sich über eine tiefe Bauchatmung und die Verstärkung durch Klang (Tönen, Stöhnen) besonders gut aus und wird im gesamten Körper als kribbelndes Genussgefühl spürbar.

Ablauf

1. *Nimm eine entspannte Sitz-/Stehposition im Kreis ein. Wenn es für dich angenehm ist, schließe die Augen. Das unterstützt dich, im Körpergespür zu bleiben. Richte deine Aufmerksamkeit auf den Atem. Spüre, wie er von allein ein- und ausströmt.*
2. *Nun lasse in deinem Inneren einen Summton entstehen. Die Tonhöhe spielt dabei gerade keine Rolle. Wähle einfach einen Ton, der spontan und ohne Anstrengung entsteht. Wenn die Luft aufgebraucht ist, atme entspannt nach und summe weiter.*
3. *Richte deine Aufmerksamkeit, während du summst, auf die Vibrationen im Körper. Das Summen breitet sich in den Resonanzräumen im ganzen Körper aus: im Gesicht, im Hinterkopf, im Brustraum, im Becken, im Genital, in den Beinen ...*
4. *Öffne den nächsten Ton zu einem Vokal. Entscheide dich auch hier wieder spontan für eine Tonhöhe und sing diesen Ton, bis dein Atem verbraucht ist. Nach jedem Atemzug kannst du die Tonhöhe frei wechseln. Lausche vor jedem neuen Einsetzen dem bereits bestehenden Klangteppich, dem Widerhall, den Obertönen. Nimm den Gesamtklang wahr.*
5. *Was spürst du dabei im Körper? Schwingt er mit? Wie nimmst du die harmonischen und dissonanten Klänge im Körper wahr?*
6. *Wenn die Zimbel klingt, lass deinen Ton ausklingen.*
7. *Lausche dem Klang in Stille nach.*

Reflexion

- Wie habe ich den Klang körperlich erlebt? War der Klang im Kopf, in der Brust, im Bauch, im Unterleib, im Genital und in den Beinen wahrzunehmen?
- Wo konnte ich ihn besonders stark wahrnehmen?
- Welche Rolle spielt die Stimme für mich beim Sex?

Penivagitus

- Ziele: Sprachfähigkeit zum eigenen Genital, Konsens zum Sprachgebrauch, Diskussion gesellschaftlicher Prägungen im Sprachgebrauch
- Ursprung: Sexualpädagogik (vgl. Tuider et al., 2012)
- Charakter: reflexiv
- Intimitätsgrad: niedrig
- Zeitempfehlung: 30–45 Min.
- Material: Flipchart-Papier, Stifte, Klebestreifen

Diese klassische Methode der Sexualpädagogik erleichtert das Sprechen über Sexualität. Die Teilnehmerinnen sammeln dabei wertungsfrei zunächst Begriffe für Genitalien. Diese Begriffe können sehr unterschiedlich wahrgenommen werden. Sie unterliegen sowohl gesellschaftlichen, familiären als auch partnerschaftlichen Prägungen. Die Teilnehmerinnen reflektieren ihre sprachlichen Vorlieben und Abneigungen und verständigen sich auf eine Sprache, die sie als Gruppe für das weibliche Genital nutzen wollen. Die Methode dient der spielerischen Aneignung von Begriffen und unterstützt die Frauen, über Sexuelles zu kommunizieren. Sie wird vor allem als Vorbereitung für viele der hier aufgeführten Übungen aufgegriffen. Das Oberthema der Begriffssammlung kann je nach Themenschwerpunkt variiert werden – zum Beispiel: verschiedene Begriffe für Geschlechtsverkehr, für sexuelle Spielarten, sexualisierte Schimpfwörter etc.

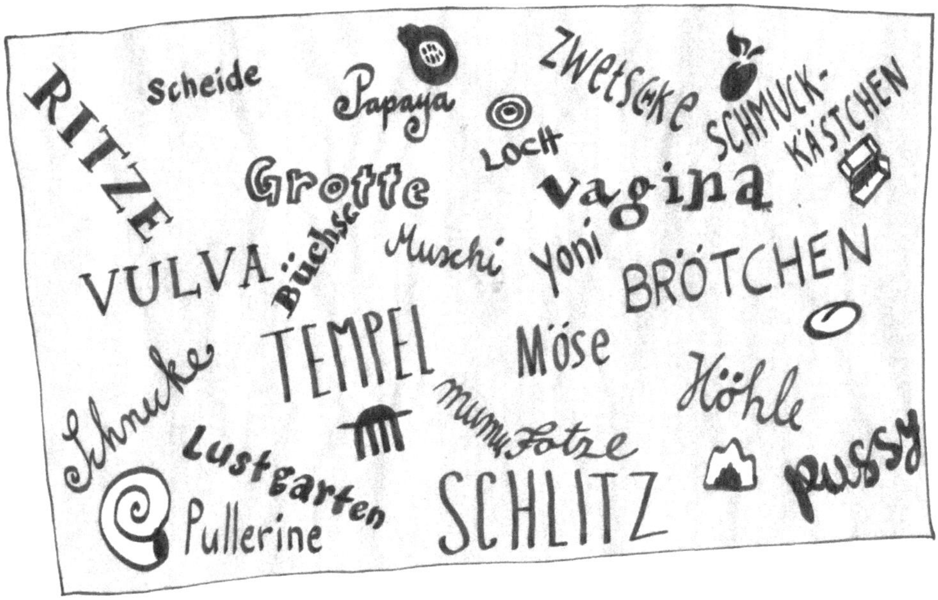
RITZE
Scheide
Papaya
Zwetschke
SCHMUCK-KÄSTCHEN
Loch
Grotte
vagina
VULVA
Büchse
Muschi
Yoni
BRÖTCHEN
TEMPEL
Möse
Schnecke
Höhle
Mumu
Fotze
Lustgarten
Pullerine
SCHLITZ
Pussy

Abb. 7

Ablauf

1. **Begriffssammlung:** *Wir wollen hier auf diesem Blatt alle Begriffe sammeln, die wir für das weibliche Genital kennen. Diese Begriffe unterliegen keiner Wertung. Es dürfen umgangssprachliche, medizinische, vulgäre, poetische, kindliche, blumige oder fremdsprachige Begriffe sein. Es können sowohl positiv als auch negativ besetzte Begriffe sein.* (Schreiben Sie die Begriffe mit.)
2. **Austausch:** (frei antworten lassen)
   - ➢ *Welche der Begriffe auf unserem Plakat findet ihr für euch persönlich negativ, abwertend oder unpassend? Welche gefallen euch?*
   - ➢ *Welche würdet ihr bei Ärzt*innen nutzen, welche mit Freund*innen, welche mit Sex-Partner*innen?*
   - ➢ *Welche habt ihr als Kinder genutzt?*

   Die verschiedenen Rubriken werden mit unterschiedlichen Farben markiert.
3. **Einigung über Sprachgebrauch:** *Welchen Begriff findet ihr im Rahmen unserer Gruppe am geeignetsten, um weibliche Genitalien zu benennen?* Der entsprechende Begriff wird eingekreist und in den folgenden Seminareinheiten immer wieder aufgegriffen.

Muschi, Muschi, Muschi

- Ziele: Sprachfähigkeit für das weibliche Genital
- Ursprung: modifizierte Methode aus der Theaterarbeit
- Charakter: spielerisch, aktiv, kommunikativ
- Intimitätsgrad: niedrig
- Zeitempfehlung: 10 Min.
- Material: –

Das Sprechen über das Genital fällt vielen Frauen schwer. Das weibliche Genital wurde kulturgeschichtlich lange als »unsichtbares Geschlecht« gemieden, geächtet und reduziert auf eine minderwertige Körperöffnung. Es hat eine langsame Entwicklung von der Vermeidung und Aussparung zur Sichtbarkeit und zur Quelle der Lust durchgemacht (vgl. Sanyal, 2009). Begriffe für sich gefunden zu haben, fördert Bewusstseinsprozesse und die Selbstwirksamkeit. Ohne Worte bleiben wir sprachlos und das eigene Genital bleibt in gewisser Weise gegenstandslos. Gesellschaftlich wird das Sprechen über das eigene Geschlecht jedoch wenig gefördert. Viele Frauen haben nach wie vor keinen Begriff für ihr Genital. Sie sprechen von »da unten« oder »untenrum«. Sie kennen zwar auch andere Begriffe, haben sich diese aber oftmals nicht positiv für sich selbst angeeignet. Diese Methode ermöglicht, sich auf spielerische Weise im Aussprechen zu probieren. Durch das schnelle, wiederholende Aussprechen entsteht in Hochgeschwindigkeit eine spielerische Begriffsschlacht, die sprachliche Hemmschwellen verringert. Wichtig ist es, eine humorvolle Stimmung dabei zu erzeugen. Anschließend können sich die Teilnehmerinnen inhaltlich mit den Begrifflichkeiten auseinandersetzen.

Ablauf

1. **Penivagitus-Methode** (s. Übung »Penivagitus«)
2. **Persönliche Auswahl:** *Bei dem Spiel »Muschi, Muschi, Muschi« sucht sich zunächst jede Frau einen Begriff der Sammlung aus. Jeder Begriff darf nur einmal vorkommen. Wir spielen das Spiel stehend im Kreis. Bevor es losgeht, nennen wir nun nacheinander unseren genitalen Begriff, sodass jede weiß, welche Begriffe im Spiel sind.*
3. **Spielbeginn:** *Eine Person geht in die Mitte des Kreises. Sie hat die Aufgabe, durch das dreimalige Wiederholen eines anwesenden Begriffes (nicht der eigene), eine andere Teilnehmerin herauszufordern. Fällt der gewählte Begriff einer Frau dreimal, muss sie es schaffen, in derselben Zeit ihren Begriff einmal auszusprechen. Schafft sie es, bleibt sie im Außenkreis stehen. Schafft sie es nicht, muss sie mit der Teilnehmerin in der Kreismitte den Platz wechseln und ist an der Reihe, eine andere Frau herauszufordern. Zum Beispiel: Ich stelle mich in die Mitte und beginne. Ich rufe dreimal den Begriff, den Susanne gewählt hat: »Muschi, Muschi, Muschi«. Susanne schafft es nicht, in dieser Zeit ihr Wort »Muschi« einmal auszusprechen. Jetzt muss sie in die Mitte und ist am Spielzug … Es dürfen vielfältige Strategien gefunden werden, durch die geschickt jemand anderes in die Mitte gebracht wird.*

Reflexion

- Wie hat es sich im Körper angefühlt, die unterschiedlichen Begriffe auszusprechen?
- Welche Begriffe haben eher Spaß gemacht, welche gingen mit unangenehmen Empfindungen einher (sehr unterschiedliche Antworten möglich)?
- Von welchem Begriff hat sich mein Genital heute am meisten angesprochen gefühlt?
- Welche Begriffe zu hören und auszusprechen sind für mich unangenehm? Welche Begriffe finde ich besonders schön?
- Welche Zuschreibungen sind mit einzelnen Begriffen verbunden? (Diskussion)

Circle-Song »Sexy Words«

- Ziele: Icebraker für den Ausdruck von sexueller Sprache, Emotionen, Lust und Unlust
- Ursprung: angelehnt an afrikanische Lied-Tradition, Musikpädagogik (Betzner-Brandt, 2011)
- Charakter: expressiv, musikalisch
- Intimitätsgrad: mittel
- Zeitempfehlung: 10–20 Min.
- Material: –

Das Format des Circle-Songs hat eine lange Tradition und wird in verschiedenen Kulturkreisen, besonders in der afrikanischen Gesangstradition, nach wie vor stark genutzt. Es ist eine tolle Möglichkeit, ohne musikalisches Vorwissen einen unmittelbaren Einstieg in gemeinsames Musizieren zu finden. Circle-Songs sind vielfältig und bieten Raum für neue Erfindungen. In der Sexuellen Bildung können Sie das Format des Circle-Songs nutzen, um auf spielerische Weise mit Sprache sowie mit Klängen die eigene Ausdruckskraft zu erproben. Der Gruppenklang trägt zu einer humorvollen und lustvollen Gemeinschaftserfahrung bei.

Als Einstiegsvariante, um den Circle-Song einer Gruppe zum ersten Mal vorzustellen, empfehle ich die »Namenssymphonie« (s. »Anfangsspiele«). Der vorliegende Ablauf ist ein Modell für eine thematische Nutzung. Es kann als inhaltlicher Icebraker oder lustvolle Zusammenfassung für sehr verschiedene Themen eingesetzt werden. Exemplarisch wird er hier am Thema »sexuelles Vokabular« dargestellt.

Ablauf

1. *Wir werden nun einen Circle-Song komponieren. Ein Circle-Song ist ein Lied, das aus dem Stegreif entsteht. Das Thema unseres Circle-Songs ist »sexuelles Vokabular«. Jede von euch darf sich spontan ein Wort aussuchen. Zum Beispiel: Erregung, Lust, Penis, Brüste, Kribbeln, Missionarsstellung, Orgasmus. Dem Vokabular sind in diesem Song keine Grenzen gesetzt.*
2. *Dieses Wort dürft ihr spontan rhythmisch sprechen oder vertonen. Steht das kurze Motiv, soll es immer wieder in Endlosschleife wiederholt, also geloopt werden. Ich zeige euch mit dem Wort Orgasmus verschiedene Beispiele, wie man so etwas machen könnte: Or-or-gas-mus – Or-or-gas-mus // Orgas . Musmus . – Orgas . Musmus* [4] Geben Sie die Beispiele bereits in einer Wiederholungsschleife vor.
3. *Lasst uns einen gemeinsamen Beat in unseren Schritten aufnehmen: Wir machen abwechselnd einen Schritt nach rechts und dann nach links usw. Hört ihr den Beat unserer Füße? 1 und 2 und 3 und 4. Es entsteht ein Vierviertelkakt, der uns Orientierung gibt.*

4 Einzelne Silben zählen als Viertelnoten, zwei Silben als Achtelnoten, Punkte zählen Viertelpausen. Aus Notationsgründen können hier nur sehr einfache Varianten exemplarisch genannt sein. Probieren Sie aus.

4. *Ich beginne mit meinem Orgasmus-Motiv. Wenn mein Motiv steht, darf die nächste ihr eigenes Motiv dazu singen oder rhythmisch sprechen. Lauscht auf den Gesamtklang, der dadurch entsteht. Dann kann die nächste ihr Motiv dazu setzen. So lange, bis alle eingestiegen sind.*
5. Optional: *Wenn ich die Hände nach oben bewege, singt ihr lauter; wenn ich sie nach unten bewege, leiser. Wenn ich eine Stopp-Bewegung mache, hört ihr auf, bleibt aber mit den Füßen im Beat. Wenn ich eine Los-Bewegung mache, setzt ihr im Takt einfach wieder ein.*
6. Die Gruppe singt. Geben Sie ein Zeichen für das Ende und lassen Sie den Circle-Song ausklingen.
7. *Einen großen Applaus für unseren Circle-Song.*

Reflexion

- Wie ging es mir mit der Übung?
- Wie hat sich mein Körper dabei angefühlt?
- Welche unterschiedlichen Gedanken, Gefühle, Reaktionen konnte ich an mir wahrnehmen (Scham, Unsicherheit, Spielfreude, Ausgelassenheit)?
- Wie habe ich den Gesamtklang unserer Symphonie empfunden?
- Diskussion über die Bedeutung von Sprache in der Sexualität

Liebeslied-Circle-Song

- Ziel: Ausdruck von Emotionen und Romantik
- Ursprung: angelehnt an afrikanische Lied-Tradition, Musikpädagogik (Betzner-Brandt, 2011)
- Charakter: expressiv, musikalisch
- Intimitätsgrad: mittel
- Zeitempfehlung: 10–20 Min.
- Material: –

In diesem Circle-Song darf jede Teilnehmerin spontan die ersten Worte oder den ersten Satz eines bekannten Liebesliedes wählen und diese dann mit neuem Rhythmus und neuer Melodik im Circle-Song vertonen. Es ist hilfreich vorher schon einmal eine einfachere Variante erlebt zu haben, zum Beispiel die Namenssymphonie.

Ablauf

1. *Wir singen jetzt die schönsten aller Liebeslieder gleichzeitig. Aber ganz anders, als ihr denkt. Wir werden eine improvisierte Collage zum Klingen bringen.*
2. *Überlege dir irgendein Liebeslied. Die Sprache spielt dabei keine Rolle. Denk an den ersten Satz des Liedes oder an einen griffigen Teil des Refrains. Zum Beispiel: »Er gehört zu mir, wie mein Name an der Tür«, »This is not a love song«, »Love is in the air«. Nimm diese Phrase und rhythmisiere oder vertone sie, wie es dir gerade gefällt. Es darf und soll in den Tönen und im Rhythmus ganz anders sein als in der Originalversion. Dann wiederhole das Motiv wie eine Loopstation.* Machen Sie ein bis drei Beispiele vor, damit die Gruppe verschiedene Möglichkeiten hört.
3. *Lasst uns einen gemeinsamen Beat in unseren Schritten aufnehmen: Wir machen abwechselnd einen Schritt nach rechts und dann nach links usw. Hört ihr den Beat unserer Füße? 1 und 2 und 3 und 4. Es entsteht ein Viervierteltakt, der uns Orientierung gibt.*
4. *Ich beginne mit meinem Liebeslied-Motiv. Wenn mein Motiv steht, darf die nächste ihr Liebeslied-Motiv dazu singen oder rhythmisch sprechen. So lange, bis alle eingestiegen sind.*
5. Optional: *Wenn ich die Hände nach oben bewege, singt ihr lauter; wenn ich sie nach unten bewege, leiser. Wenn ich eine Stopp-Bewegung mache, hört ihr auf, bleibt aber mit den Füßen im Beat. Wenn ich eine Los-Bewegung mache, setzt ihr im Takt einfach wieder ein.*
6. Die Gruppe singt. Geben Sie ein Zeichen für das Ende und lassen Sie den Circle-Song ausklingen.
7. *Einen großen Applaus für unser persönliches Mega-Liebeslied.*

Reflexion

- Wann berühren mich Liebesworte besonders stark? Wann zweifle ich sie an?
- Genieße ich das Aussprechen oder Ausdrücken von Emotionen oder ist es mir eher fremd?
- Welche Worte höre ich besonders gern? Welche erscheinen mir kitschig? Ist das situativ unterschiedlich?
- Wie gefallen mir Kosewörter? Welche möchte ich gerne hören? Welche gerne sagen? Wie nutze ich Liebesworte in der Sexualität?
- Was prägt uns gesellschaftlich/familiär im Umgang mit Liebesworten?

Circle-Song des Begehrens

- Ziele: Icebreaker für den Ausdruck von sexueller Sprache und Romantik
- Ursprung: angelehnt an afrikanische Lied-Tradition, Musikpädagogik (Betzner-Brandt, 2011)
- Charakter: expressiv, musikalisch
- Intimitätsgrad: mittel
- Zeitempfehlung: 10–20 Min.
- Material: –

Dieser Circle-Song bietet ein Spiel der Ausdrucksmöglichkeiten des emotionalen und sexuellen Begehrens an. Es dürfen sowohl romantische als auch sexuelle Komplimente, Verehrungen und Anmachen im Circle-Song Platz finden.

Ablauf

1. *Heute ist eine Komposition gefragt, an der sich schon viele Musiker die Zähne ausgebissen haben. Denn Begehren, tiefe romantische Verehrungen und sexy Komplimente führen schnell auf musikalische Abwege. Doch wir nehmen den Auftrag an.*
2. *Überlege dir einen Ausdruck der Verehrung: ein Kompliment, einen Satz der Verführung, einen schmachtenden Ton, eine sexuelle Anmache. Es kann zu dir passen, du darfst aber auch Vokabular ausprobieren, das du nie im Leben verwenden würdest. Auch diese Art von Würze braucht unser Circle-Song. Nimm diesen Ausdruck und rhythmisiere oder vertone ihn, wie es dir gerade gefällt. Dann wiederhole das Motiv wie eine Loopstation.* Machen Sie ein bis drei Beispiele vor, damit die Gruppe verschiedene Möglichkeiten hört.
3. *Lasst uns einen gemeinsamen Beat in unseren Schritten aufnehmen: Wir machen abwechselnd einen Schritt nach rechts und dann nach links usw. Hört ihr den Beat unserer Füße? 1 und 2 und 3 und 4. Es entsteht ein Viervierteltakt, der uns Orientierung gibt.*
4. *Ich beginne mit meinem Motiv des Begehrens. Wenn mein Motiv steht, darf die nächste ihr Motiv dazu singen oder rhythmisch sprechen. So lange, bis alle eingestiegen sind.*
5. Optional: *Wenn ich die Hände nach oben bewege, singt ihr lauter; wenn ich sie nach unten bewege, leiser. Wenn ich eine Stopp-Bewegung mache, hört ihr auf, bleibt aber mit den Füßen im Beat. Wenn ich eine Los-Bewegung mache, setzt ihr im Takt einfach wieder ein.*
6. Die Gruppe singt. Geben Sie ein Zeichen für das Ende und lassen Sie den Circle-Song ausklingen.
7. *Einen großen Applaus für unsere persönliche Symphonie des Begehrens.*

Reflexion

- Wann nehme ich verehrende und begehrende Worte gerne an? Wann sind sie mir unangenehm?
- Wann drücke ich selbst Worte der Verehrung und des sexuellen Begehrens aus?
- Wie fühlen sich solche Worte und Geräusche für mich körperlich an?

Circle-Song »Lust und Unlust«

- Ziele: Icebreaker für den Ausdruck von Lust und Unlust
- Ursprung: angelehnt an afrikanische Lied-Tradition, Musikpädagogik (Betzner-Brandt, 2011)
- Charakter: expressiv, musikalisch
- Intimitätsgrad: mittel–hoch
- Zeitempfehlung: 10–20 Min.
- Material: –

Dieser Circle-Song spielt mit dem Kontrast von Klängen der Lust und der Unlust. Im ersten Teil lassen Sie einen Circle-Song der Lust erklingen. Darin dürfen die Teilnehmerinnen mit Worten der Lust, des Begehrens und all den Tönen des Gefallens und Genusses spielen. Gleich im Anschluss geben Sie unbedingt auch der Unlust durch einen Circle-Song Raum. Darin dürfen Worte der Unlust, der Ablehnung, der Langeweile sowie Töne des Missfallens, des Ekels oder der Erschöpfung ertönen. Beide Aspekte sind gleichermaßen bedeutsam und haben ihre Qualität. Im Circle-Song schaffen Sie einen Raum, in dem eine spielerische Erlaubnis für beides entsteht: das Ja und das Nein. Nur über die Wertschätzung des »Ja« und des »Nein« im ganzheitlichen Sinn entsteht Freiraum und Selbstbestimmung.

Ablauf

1. *Dieser Circle-Song ist der Lust und der Unlust gewidmet. Erst besingen wir die Lust, im zweiten Teil die Unlust.*
2. *Wähle ein Wort, eine Assoziation, ein Geräusch, das du spontan mit sexueller Lust verbindest. Zum Beispiel: Oh ja!, Ich will dich, kribbelnde Haut, feuchter Schoß, süße Lust … Wenn gleich der Beat steht, nimm diesen Ausdruck und rhythmisiere oder vertone ihn, wie es dir gerade gefällt. Dann wiederhole das Motiv wie eine Loopstation.* Machen Sie ein bis drei Beispiele vor, damit die Gruppe verschiedene Möglichkeiten hört.
3. *Lasst uns einen gemeinsamen Beat in unseren Schritten aufnehmen: Wir machen abwechselnd einen Schritt nach rechts und dann nach links usw. Hört ihr den Beat unserer Füße? 1 und 2 und 3 und 4. Es entsteht ein Viervierteltakt, der uns Orientierung gibt.*
4. *Ich beginne mit meinem Lust-Motiv. Wenn mein Motiv steht, darf die nächste ihr Motiv dazu singen oder rhythmisch sprechen. So lange, bis alle eingestiegen sind.*
5. Optional: *Wenn ich die Hände nach oben bewege, singt ihr lauter; wenn ich sie nach unten bewege, leiser. Wenn ich eine Stopp-Bewegung mache, hört ihr auf, bleibt aber mit den Füßen im Beat. Wenn ich eine Los-Bewegung mache, setzt ihr im Takt einfach wieder ein.*
6. Die Gruppe singt. Geben Sie ein Zeichen für das Ende. Der Beat der Schritte soll diesmal weitergeführt werden.
7. *Hört weiter auf den Beat unserer Schritte. Wähle jetzt ein Wort, eine Assoziation, ein Geräusch, das du spontan mit sexueller Unlust verbindest. Zum Beispiel: Geh doch weg!, ach nein, kein Bock, igitt igitt, es stinkt, nicht schon wieder, mach die Mücke …*

8. *Ich beginne mit meinem Unlust-Motiv. Wenn mein Motiv steht, darf die nächste ihr Motiv dazu singen oder rhythmisch sprechen. So lange, bis alle eingestiegen sind.*
9. Die Gruppe singt. Geben Sie ein Zeichen für das Ende. *Applaus für unsere kontrastreiche Komposition der Lust und Unlust!*

Reflexion

- Wie drücke ich meine sexuelle Lust oder Unlust in meinem Beziehungsalltag oder mit Sexualpartner*innen aus?
- Was fällt mir dabei besonders leicht, was fällt mir schwer?
- Wie geht es mir, Worte der Lust oder Unlust von Partner*innen zu hören? Wie reagiert mein Körper darauf? Haben Sie Einfluss auf meine sexuelle Selbstsicherheit? Wenn ja, welchen?

Variation

Beide Aspekte können auch gleichzeitig vertont werden. So verzahnen sich Lust und Unlust in einem Klanggeschehen miteinander.

Bella–Vulva-Song

- Ziele: positiver Ausdruck und Verehrung rund um das weibliche Genital
- Ursprung: angelehnt an afrikanische Lied-Tradition, Musikpädagogik (Betzner-Brandt, 2011)
- Charakter: expressiv, musikalisch
- Intimitätsgrad: mittel–hoch
- Zeitempfehlung: 10–20 Min.
- Material: –

Diese Variante des Circle-Songs ist eine Verehrung aller Einzelheiten des weiblichen Genitals. Ein Song für die Bella Vulva.

Ablauf

1. *Dieser Circle-Song ist dem weiblichen Genital gewidmet. Er heißt »Bella Vulva« und besingt die vielfältigen Schönheiten, Eigenheiten, Details der Vulva. Wähle ein Wort, eine Assoziation, ein Geräusch, das du spontan mit Vulven verbindest, zum Beispiel: Venushügel, Du Schöne, weiche Lippen der Lust, Zucken, ah wie wundervoll … Es sollen insbesondere verehrende oder lustvolle Begriffe oder Töne sein.*
2. *Wenn gleich der Beat steht, nimm diesen Ausdruck und rhythmisiere oder vertone ihn, wie es dir gerade gefällt. Dann wiederhole das Motiv wie eine Loopstation.* Machen Sie ein bis drei Beispiele vor, damit die Gruppe verschiedene Möglichkeiten hört.
3. *Lasst uns einen gemeinsamen Beat in unseren Schritten aufnehmen: Wir machen abwechselnd einen Schritt nach rechts und dann nach links usw. Hört ihr den Beat unserer Füße? 1 und 2 und 3 und 4. Es entsteht ein Viervierteltakt, der uns Orientierung gibt.*
4. *Ich beginne mit meinem Bella-Vulva-Motiv. Wenn mein Motiv steht, darf die nächste ihr Motiv dazu singen oder rhythmisch sprechen. So lange, bis alle eingestiegen sind.*
5. Optional: *Wenn ich die Hände nach oben bewege, singt ihr lauter; wenn ich sie nach unten bewege, leiser. Wenn ich eine Stopp-Bewegung mache, hört ihr auf, bleibt aber mit den Füßen im Beat. Wenn ich eine Los-Bewegung mache, setzt ihr im Takt einfach wieder ein.*
6. Die Gruppe singt. Geben Sie ein Zeichen für das Ende und lassen Sie den Circle-Song ausklingen.

Reflexion

- Wie habe ich den Circle-Song »Bella Vulva« erlebt?
- Wie hat es meiner Vulva gefallen, so viel Verehrung zu hören? Hat sie sich angesprochen gefühlt? Wenn ja, wie?
- Wie geht es mir damit, wenn die Vulva im Fokus der Verehrung steht? Gelingt es mir, sie selbst zu verehren?

Yoni-Talk

- Ziele: Stärkung der genitalen Selbstwahrnehmung und Selbstannahme
- Ursprung: angelehnt an Neo-Tantra (vgl. Stoedtner, 2013) und Vaginamonologe (Ensler, 2005)
- Charakter: meditativ, kommunikativ
- Intimitätsgrad: mittel–hoch
- Zeitempfehlung: 90 Min.
- Material: vorbereitete Fragebögen, Stifte, Papier, Sitzgelegenheiten

In der Methode wird der eigenen Yoni eine Stimme verliehen. Die Yoni wird dafür spielerisch personifiziert und die Frauen werden Sprachrohr für die »Wahrheit der Yoni«, indem sie aus der Ich-Perspektive für sie schreiben oder sprechen. Das Sprechen über das körperliche und emotionale Empfinden des eigenen Genitals ist zunächst herausfordernd, wird aber auch als große Bereicherung und Erleichterung erlebt. Es steigert die persönliche Beziehung zum Genital und unterstützt, die Yoni von innen heraus zu »bewohnen«. Es stärkt die genitale Wahrnehmung und das Empfinden davon, was meinem Genital guttut und gefällt. Lustvolle, freudige, schmerzhafte und traurige Erfahrungen können das eigene genitale Erleben prägen. Viele Gefühle, die Frauen mit ihrem Genital verbinden, sind kollektiv an historische und soziokulturelle Faktoren gebunden: zum Beispiel Scham aufgrund der langen Geschichte gesellschaftlicher Abwertung des weiblichen Genitals, der Selbstbefriedigung oder überhaupt der Lust der Frau; oder ein kollektiv erlebter Erwartungsdruck durch Modeerscheinungen und mediale Ideale. Andere Empfindungen sind wiederum sehr individuell und biografisch begründet.

Ablauf

1. **Begriff Yoni:** *Für diese Übung nutzen wir das Wort Yoni (oder einen anderen Begriff für das gesamte weibliche Genital). Yoni kommt aus dem Sanskrit, wird im Neo-Tantra genutzt und meint das gesamte Genital, also Vulva und Vagina.*
2. **Bodyscan:** mit Fokus auf die Yoni (Übung »Bodyscan«) (10–15 Min.).
3. **Personifizierung:** *Stelle dir vor, deine Yoni wäre ein eigenständiges Wesen. Es lebt mit dir in einer engen Gemeinschaft, hat jedoch seinen eigenen Charakter, seine eigenen Empfindungen und Gefühle. Wie ist wohl deine Yoni? Und wie geht es ihr jetzt in diesem Augenblick? Was würde sie dir über den heutigen Tag erzählen, wenn sie könnte?*
4. **Yonis innerer Monolog (allein):** *Du darfst deiner Yoni nun eine Stimme verleihen. Schreibe für dich auf, wie Yoni ist und was sie zu erzählen hat, so als würdest du ihr Tagebuch schreiben. Hier hast du ein paar Fragen, die dich dabei leiten können.* (30 Min.):
   - *Mit welchen Namen fühle ich mich am wohlsten?*
   - *Wie fühle ich mich eigentlich an?*
   - *Was sind die schönsten Beschaffenheiten an und in mir? Was möchte ich lieber verstecken?*
   - *Wie rieche ich? Wie schmecke ich?*

- *Welchen Charakter habe ich im Moment? Bin ich schüchtern, träge, wild, unersättlich, verschlossen?*
- *Wie zeige ich mich gerne? (bekleidet, unbekleidet, schlicht, verspielt, umhüllt, rasiert, unrasiert)*
- *Wie viel Aufmerksamkeit bekomme ich gerade im Alltag oder beim Sex?*
- *Welche Berührungen genieße ich? Welche nerven mich?*
- *Was würde ich mir von meiner Trägerin wünschen?*

5. **Yoni Talk** (Zweier- bis Dreier-Gruppen): *Jede von euch bekommt jetzt 10 Minuten Zeit für einen Yoni-Talk in der Kleingruppe. Gib deiner Yoni eine Stimme und berichte deinen Partnerinnen angelehnt an den Fragebogen so viel von deiner Yoni, wie es für dich stimmt. Nutze dabei direkte Sprache und sprich aus der Ich-Form, als wärst du deine Yoni. Yoni darf auch ihre Geheimnisse haben, die sie nur in ihrem Tagebuch notiert. Als Zuhörende lausche ohne zu kommentieren oder Tipps zu geben. Hat Yoni zu Ende gesprochen, dürft ihr ihr Fragen stellen. Yoni steht es allerdings frei, ob sie diese beantworten will oder nicht.* (30–45 Min.)
6. **Ausklang:** *Kommt in die Stille zurück. Spürt nach, wie sich Yoni nach diesem Talk gerade anfühlt. Würdigt innerlich die Offenheit, in der sich diese Yoni gerade ausgedrückt hat.*

Reflexion

- Wie war es für mich, diesen Perspektivenwechsel vorzunehmen?
- Wie war es, die Yoni schreiben und sprechen zu lassen?
- Gab es für mich neue Erkenntnisse über mich und meine Yoni?

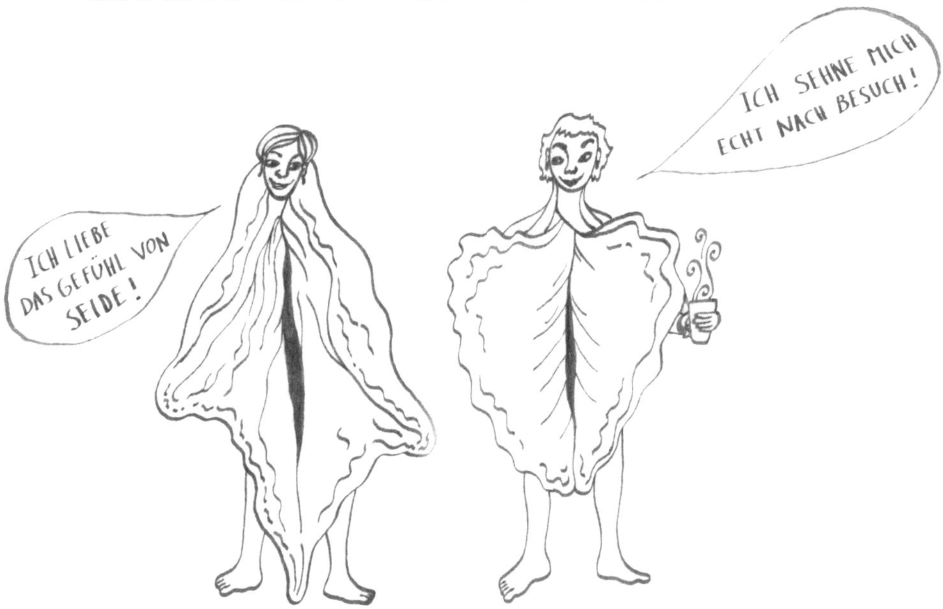
ICH LIEBE DAS GEFÜHL VON SEIDE!
ICH SEHNE MICH ECHT NACH BESUCH!

Abb. 8

Variationen

1. Nur Tagebuch: Ist die Methode für eine Gruppe zu intim, kann sie ebenso auf den ersten Teil, also den Tagebuch-Eintrag, beschränkt werden. Geben Sie danach Raum für Austausch. Hier kann ausgedrückt werden, wie es den Teilnehmerinnen bei der Beantwortung der Fragen ging. Der Perspektivenwechsel kann für manche Frauen ganz neue Welten öffnen. Regen Sie an, regelmäßig zu Hause für Yoni Tagebuch zu führen: »Was hat Yoni heute erlebt?«

2. Weitere Überschriften: Die oben aufgeführten Fragen stellen einen Prototyp dar. Sie können erweitert oder in Hinblick auf thematische Schwerpunkte spezifiziert werden – zum Beispiel:

- »Yonis Perspektive auf das erste Mal«
- »Yonis Wünsche und Ärgernisse«
- »Yonis Geheimnisse«
- »Yonis schönstes Erlebnis«
- »Yonis sexuelle Vorlieben und Abneigungen«

Heiße Eisen

- Ziele: Stärkung der Sprach- und Ausdrucksfähigkeit, Wahrnehmung von Reaktionen auf Sprache
- Ursprung: angelehnt an Improvisationstheater-Methode Zip Zap Boing (Vlcek, 2000)
- Charakter: spielerisch, aktiv, kommunikativ
- Intimitätsgrad: mittel–hoch
- Zeitempfehlung: 15 Min.
- Material: –

Die persönliche Ausdruckskraft über den Atem, die Stimme und die Sprache ist Teil der sexuellen Selbstsicherheit und unterstützt das sexuelle Erleben. Menschen erleben es als wohltuend, einen für sie stimmigen Ausdruck ihrer Empfindungen im sexuellen Geschehen zu haben. Viele Menschen fühlen sich häufig gehemmt, ihre Ausdrucksmöglichkeiten so zu nutzen, wie es ihnen gefallen würde. Sie meiden es, weil es für sie ungewohnt ist und sie befürchten, der/dem Partner*in in ihrem Ausdruck zu missfallen. Die Methode nutzt »heiße Eisen«, also in diesem Fall Laute, Wörter oder Sätze, die von der Gruppe als aufregend, aber riskant angesehen werden, und geht damit aktiv ins Spiel. Das Spiel lebt von der Geschwindigkeit und dem Spaß am Frechsein. Sich einschleichende Fehler sind willkommen. Es darf ausdrücklich gelacht werden. Es ist wichtig, dass alle Teilnehmerinnen einverstanden mit dem ausgewählten Begriff sind. Wenn nicht, wird ein neuer gesucht. Das geeignete Level findet jede Gruppe selbst.

Ablauf

Spielen Sie das Spiel stehend im Kreis.

1. **Heiße Eisen finden:** *Oft fällt es uns schwer in der sexuellen Begegnung einen Laut oder eine Sprache zu finden, die ausdrückt, was wir wollen oder wie wir uns fühlen. Denn viele finden sexuelle Sprache zwar aufregend, aber auch riskant. In dieser Übung habt ihr die Chance, mit diesen »heißen Eisen« hier im geschützten Raum zu experimentieren. Zum Beispiel: Eine Frau will, dass ihr Mann endlich ihre Brüste berührt. Ihr liegt ein Satz auf der Zunge, der ihr gerade Spaß machen würde, aber er erscheint ihr zu plump und zu vulgär: »Pack mich endlich an!« Welche Sätze oder Worte fallen euch ein … Für dieses Spiel brauchen wir drei solcher Sätze. Welche nehmen wir?* (Im Folgenden ist ein Beispiel dargestellt.)
2. **Satz und Geste im Kreis herumgeben:** *Beginnen wir mit dem Heißen Eisen Nummer eins zum Beispiel »Oh, ja!«. Welche Geste könnte zu diesem Ausdruck passen? … Okay, wir nehmen die Geste der ausgebreiteten Arme und machen diese alle zusammen, während wir den Satz sprechen. Jetzt geben wir Satz und Geste rechts im Kreis herum. Dann links herum. Die Regel 1 für den ersten Ausdruck ist, dass man es nur rechts oder links zur*

nächsten Person schicken darf. Die erste Regel wird mehrmals probiert. Die Spielleitung bietet dabei das Ausprobieren verschiedener Lautstärken an. Außerdem sollen die Teilnehmerinnen versuchen einen gemeinsamen Takt für das Weitergeben zu finden.

3. **Richtungswechsel:** *Jetzt nehmen wir einen zweiten Satz, zum Beispiel »Verdammt, ich will dich!«. Welche Geste fällt euch dazu ein? ... Okay, wir ziehen pantomimisch jemanden an uns ran. Dieser Ausdruck ist der Richtungswechsel in unserem Spiel. Das heißt: Werde ich mit »Oh, ja!« angespielt, kann ich mit dem zweiten Ausdruck »Verdammt, ich will dich!« und der Geste den Impuls zurückschießen, also blocken und damit die Richtung ändern.* Regel 1 und 2 werden zusammen einige Zeit ausprobiert.
4. **Diagonal im Kreis:** *Als dritten Begriff habt ihr »Du geiler Tiger!« ausgewählt. Welche Geste passt zu diesem Satz? Die Geste sollte sich von den anderen unterscheiden und in den Raum zeigen. Okay, wir nehmen den ausgestreckten Arm und demonstrieren eine Tigerkralle auf die andere Seite im Kreis. Satz und Geste dürfen nur Personen anspielen, die nicht direkte Nachbarinnen sind, also gegenüberliegend, diagonal etc. stehen.* Die Gruppe probiert diese Regel ohne Regel 1 und 2 mehrmals aus. Ist die Regel etabliert und haben sich alle mit dem Ausdruck erprobt, können die anderen beiden Regeln dazugenommen werden.

Reflexion

- Wie war es für mich, die einzelnen Worte/Sätze zu sagen?
- Wie habe ich den Einsatz des Körpers dabei erlebt?
- Wie ging es mir mit der Stimmung in der Gruppe?
- Welche Wörter und Sätze wären für mich persönlich spannend, aber herausfordernd, beim Sex zu nutzen?

Sexy Fantasy

- Ziele: Sprachfähigkeit/Kommunikation im sexuellen Kontext, Humor
- Ursprung: Satz-für-Satz-Geschichte, modifizierte Methode aus dem Improvisationstheater
- Charakter: kreativ, kommunikativ
- Intimitätsgrad: hoch
- Zeitempfehlung: 60 Min.
- Material: –

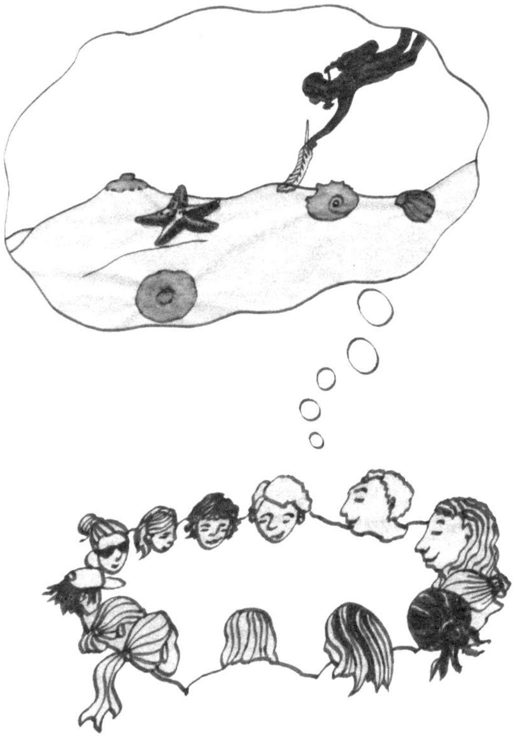

Abb. 9

Sexuelle Fantasien sind vielfältig. Sie kommen als Tag- oder Nachtträume vor. Sie erscheinen während sexueller Kontakte, schmücken diese aus, gestalten sie weiter, überhöhen sie. Sie ereignen sich allerdings auch ohne sexuelle Aktivität. Sexuelle Fantasien sind innere Erzählungen, die teilweise auf real erlebten Erfahrungen aufbauen, teilweise völlig fiktiv sind. Sie lassen sich absichtlich herbeiführen. Dabei übernimmt die fantasierende Person die Regie. Sie orientiert sich an Formen und Inhalten aus Erfahrungen, Filmen, Büchern, Bildern, Erzählungen und bringt diese in eigene Kontexte. Gelegentlich drängen sich Fantasien auch auf und bekommen den Charakter von Zwangsgedanken (Clement, 2016). Die Methode »Sexy Fantasy« greift den Aspekt der Eigenregie auf und nutzt ihn, um auf spielerische Weise gemeinsam mit erotischer Sprache umzugehen, sie zu erproben, zu erforschen, zu reflektieren. Die Teilnehmerinnen dürfen in der Methode gemeinsam eine erotische Geschichte fantasieren. Dabei ist es irrelevant, ob es den persönlichen Fantasien entspricht oder ein Spiel mit fremden Bildern ist. Vielmehr geht es um einen gemeinsamen Fantasie-Spielplatz, der als Übungsfeld für sexuelle Sprache dient und das Wahrnehmen von körperlichen, emotionalen und kognitiven Reaktionen darauf unterstützt.

Ablauf

1. *Bildet Kleingruppen von fünf bis sechs Personen.*
2. *Jede Kleingruppe hat die Chance, eine erotische Fantasiegeschichte miteinander zu entwickeln. Dabei sind keine Grenzen gesetzt. Es darf ein real anmutendes oder auch ein sehr fantastisches Setting gewählt werden. Die Geschichte kann eine allwissende Erzählerin haben oder auch aus der Perspektive eines/einer Protagonist*in erzählt werden. Folgende Regeln gibt es für das Spiel: Jede Teilnehmerin darf die Geschichte immer nur mit einem Satz erweitern. Dann wird der Erzählfaden freiwillig von einer Teilnehmerin im Kreis aufgegriffen, die den nächsten Impuls dazu verspürt. Beim Erzählen muss also keine bestimmte Reihenfolge eingehalten werden. Es ist ausdrücklich erlaubt, nur zuzuhören. Eine wichtige Regel: Das bisher Erzählte wird beim Weitererzählen nicht abgeschwächt oder zurückgenommen, sondern als Grundlage akzeptiert und weiterentwickelt.*

Beispiel:

A: »Ludmilla liebte es, wenn ihr Mann ihr schmutzige Wörter ins Ohr flüstert.«
B: (falsch, blockiert vorherige Aussage) »Doch eigentlich tat sie nur so – in Wirklichkeit wurde ihr dabei immer schlecht.«
B: (richtig) »Gerade weil er in seinem Alltagsleben ein so korrekter Typ war, prickelten die Wörter umso verwerflicher auf ihrer Haut.«
C: »Er sagte: …«

Reflexion

- Wie ging es mir mit der Aufgabe? Was hat mich inspiriert? Was war hemmend?
- Wie war es, den anderen zuzuhören (Gefühle, körperliche Reaktionen, Gedanken)?
- Wie war es, selbst das Wort zu ergreifen und die Geschichte voranzutreiben (Gefühle, körperliche Reaktionen, Gedanken)?
- Wie finde ich Dirty Talk im Allgemeinen?

Weiterführende Fragen

- Wie und mit wem kommuniziere ich im Allgemeinen über Sex?
- Wie kommuniziere ich beim Sex? Wie äußere ich mein Gefallen? Veränderungswünsche? Mein Begehren? Wie geht es mir mit dem Tönen und Stöhnen? Wie gehe ich damit um?
- Wie finde ich das Stöhnverhalten von meinem Partner, meiner Partnerin? Was löst es in mir aus (Erregung, Humor, Scham, Abneigung)?

4 Muskeltonus und Bewegung

Der sexuelle Reaktionszyklus ist ein sensibles Zusammenspiel des vegetativen Nervensystems, also von Sympathikus und Parasympathikus. Er wird besonders über An- und Entspannungsvorgänge gelenkt, die wiederum Einfluss auf andere physiologische Vorgänge wie Atmung und Durchblutung haben (vgl. Haberger, 2010). Die sexuelle Erregung geht einerseits mit einer erhöhten Muskelspannung einher, lässt sich über mehr Muskelspannung aber auch steigern. Andererseits zeigt sich, dass eine überhöhte Muskelspannung für den sexuellen Genuss nicht förderlich ist. Denn spannt man den Körper beim Sex zu stark an, um die Erregung zu steigern, wird vorwiegend das sympathische Nervensystem aktiviert und Stressreaktionen werden ausgelöst. Der hohe Tonus hemmt das Zwerchfell, sodass sich die Atmung beschleunigt und verflacht. Sind Beckenboden und Vagina stark angespannt, werden sie weniger durchblutet, wodurch das Feuchtwerden verringert wird oder ausbleibt. Das ganze System steuert wegen des Sauerstoffmangels auf schnelle Entladung zu. Das Potenzial eines hohen Muskeltonus in der Sexualität liegt weniger in der Genussfähigkeit, sondern vielmehr darin, sexuelle Erregung genital schnell steigern und im Orgasmus entladen zu können. Ist der Körper beim Sex weich und eher unterspannt, wird vorwiegend der Parasympathikus aktiviert. Dieser löst eine Vielzahl von Entspannungsreaktionen aus. Das Zwerchfell ist locker und eine tiefe Bauchatmung in einem ruhigen Rhythmus ist möglich. Durch die ungehinderte Durchblutung breitet sich die sexuelle Erregung als kribbelndes Wohlgefühl im gesamten Körper aus. Dieser Zustand birgt ein großes Genusspotenzial, allerdings bleibt der Orgasmus in der Regel aus Mangel an Spannung aus. Wenn wir uns beim Sex bewegen, findet ein stetiges Zusammenspiel von Anspannung bestimmter Muskeln und Entspannung ihrer Gegenspieler statt. Dadurch kann das Paradoxon zwischen Genuss einerseits und genitaler Erregung und Orgasmus anderseits aufgelöst werden. Als besonders günstig hat sich dabei die Bewegung der »Doppelten Schaukel« erwiesen (s. die Übungen »Doppelte Schaukel« und »Erregungsmuckis und Erregungsmodi«).

Je mehr sich die Erregung ausbreitet und ein lustvoller Erregungsanstieg erlebt wird, desto höher ist die körperliche und emotionale Aufladung, die sich dann in einem Orgasmus entlädt (vgl. Bischof, 2008, 2012; Bischof-Campbell, 2012).

Wie dieses tonische Wechselspiel gelingt, hängt jedoch davon ab, wie ein Mensch gelernt hat, mit der eigenen Erregung umzugehen. Sexocorporel spricht hier von den angelernten Erregungsmodi. Im Laufe der sexuellen Lerngeschichte eigenen wir Menschen uns bevorzugte Muster an, mit denen wir sexuelle Erregung und Lustgefühle auslösen, steigern und entladen – kurz, wie wir sexuell agieren. Da bestimmte Merkmale gehäuft beobachtet wurden, konnte eine Typologie zur leichteren Verständigung von Zusammenhängen aufgestellt werden: die sogenannten sexuellen Erregungsmodi. Jeder Erregungsmodus ermöglicht bestimmte Qualitäten der emotionalen und genitalen Erfahrung, die maßgeblich durch das Zusammenspiel der Parameter Muskeltonus, Atmung, Bewegung und Rhythmus bestimmt werden (vgl. Bischof 2016; vgl. Gehrig, 2013). Über konkrete Erfahrungen mit den Parametern, in diesem Kapitel vor allem mit unterschiedlichen Spannungszuständen, können neue sexuelle Lernschritte gemacht werden, die das persönliche Spektrum sexuellen Erlebens erweitern können. Auf dieser sexologischen Grundlage setzen die folgenden Methoden an. Bioenergetik, Sexocorporel und Neo-Tantra geben darüber hinaus Impulse, muskuläre und energetische Zusammenhänge im Körper zu erfahren und zu verstehen.

Alles locker?

- Ziele: Lockerung des Körpers, Energetisierung
- Ursprung: angelehnt an Bioenergetik (Lowen & Lowen, 1985; Rosenberg et al., 1996)
- Charakter: aktiv
- Intimitätsgrad: niedrig
- Zeitempfehlung: 15 Min.
- Material: Musik

Die folgenden Übungen dienen der allgemeinen Lösung von muskulären Verspannungen im Körper. Die Lockerungsübungen unterstützen die Durchlässigkeit der Bewegung, die allgemeine Lebendigkeit und die emotionale Balance. Über einen guten Bodenkontakt werden Stabilität und Selbstsicherheit gefördert. Über die Muskelentspannung treten eine vertiefte Bauchatmung und eine Intensivierung der körpereigenen Vibration ein. Sexuelle Empfindungen können über die gelöste Muskulatur intensiver erlebt werden (vgl. Lowen & Lowen, 1985; Rosenberg, 1983). Sie können die Übungen als allgemeine Auflockerung oder zur Vorbereitung von anschließenden Präsenz- oder Becken-Übungen nutzen.

Sie können wahlweise Musik verwenden, um eine entspannte Stimmung zu erzeugen. Sie nehmen als Leitung aktiv an den Übungen teil. Zeigen Sie die einzelnen Übungen vor und begleiten Sie die Teilnehmerinnen auch sprachlich durch die Vorgänge.

Ablauf

1. **Stand:** *Stelle die Füße hüftbreit auf. Lasse die Knie ein wenig gebeugt.*
2. **Dehnen/Strecken:** *Strecke deine Arme aus – nach oben, zur Seite. Nimm dir mit deinen Armen Raum. Dehne dich so, wie du es gerade brauchst. Gähnen ist erlaubt.*
3. **Körper abklopfen:** *Wecke deine Hände über ein kräftiges Rubbeln. Gehe jetzt dazu über, deinen Körper abzuklopfen und die Durchblutung anzukurbeln. Sei nicht zu zaghaft, aber tu dir nicht weh! Klopfe die Arme, das Schlüsselbein, die Brust, seitlich am Bauch, die Hüfte, den Po, die Oberschenkel parallel, die Unterschenkel parallel und auch die Füße. Für den Rücken stellt euch zu zweit zusammen und klopft euch sanft die gesamte Rückenfläche ab. Seid achtsam, dass ihr nicht auf der Wirbelsäule klopft.*
4. **Kopf und Gesicht:** *Fahre fort mit deinem Kopf. Klopfe mit den Fingerspitzen deinen Kopf ab. Stell dir vor, es seien Regentropfen. Klopfe dann ebenso dein Gesicht: deine Stirn, deine Augenbrauen, dein Jochbein, dein Kiefergelenk, um deinen Mund herum und am Kinn. Und dann massiere deine Gesichtsmuskulatur, vor allem rund um dein Kiefergelenk. Dehne sanft deine Ohrmuschel nach außen. Zum Abschluss dehne und aktiviere das ganze Gesicht, indem du in alle Richtungen Grimassen schneidest. Auch die Zunge darf aktiv sein.*
5. **Locker schütteln waagerecht:** *Drücke deine Handteller vor deinem Brustkorb gegeneinander, sodass eine waagerechte Schüttelbewegung entsteht. Überprüfe, ob deine Knie und*

deine Hüfte dabei locker sind. Spüre, wie sich das Schütteln in deinem Körper ausbreitet: Spürst du es an deiner Wirbelsäule? Am Kiefergelenk? Am Gesäß? In den Knien? Bringe deine Hände dabei mal mehr Richtung Kopf und dann mal mehr Richtung Becken. Nimm wahr, wie sich die Intensität des Schüttelns dabei verändert.

6. **Locker schütteln senkrecht:** *Bringe dein Gewicht leicht nach vorne auf die Ballen. Lasse dein Becken locker hängen. Gib nun von den Fußsohlen ausgehend einen leichten Druck gegen den Boden, sodass die Kniekehlen wippen. Spüre, wie dein ganzer Körper von feinen Vibrationen durchgeschüttelt wird* (1 Min.)
7. **Langsames Springen:** *Lasse jetzt den Druck gegen den Boden immer größer werden. Die Fersen heben immer mehr ab, bis du wie von selbst in ein leichtes Springen kommst.* (½ Min.)

Kundalini-Meditation

- Ziele: ganzkörperliche Muskellockerung, Energetisierung
- Ursprung: Neo-Tantra (Rajneesh, 2002)
- Charakter: aktiv
- Intimitätsgrad: niedrig
- Zeitempfehlung: 60 Min.
- Material: Musik oder Begleit-CD *Osho Kundalini Mediation* (Deuter, 1997), Kleidung zum Wechseln, Küchenrolle

Die Kundalini-Meditation ist eine aktive Meditation, die von Osho alias Bhagwan Shree Rajneesh entwickelt wurde. Sie unterstützt dabei durch eine lange Phase des vibrierenden Schüttelns, innere Verspannungen im ganzen Körper zu lösen. Dadurch wird der Körper stärker durchblutet, aktiviert und präsent. Die Meditation fördert darüber hinaus das Wahrnehmen von inneren Bewegungsimpulsen und einen weichen Bewegungsfluss. Die Meditation teilt sich in vier Phasen von jeweils 15 Minuten. Diese werden in der Begleit-CD signalisiert. Wird andere Musik genutzt, sollte die Leitung die Phasen kenntlich machen. Demonstrieren Sie im Vorfeld die einzelnen Phasen und erinnern Sie die Teilnehmerinnen während der Durchführung bei Beginn jeder Phase an die Aufgabe.

Ablauf

1. **Schütteln** (15 Min.): *Nimm einen lockeren Stand ein. Stelle dich hüftbreit auf. Lasse deine Knie locker. Gib nun mit den Fußsohlen einen leichten Druck gegen den Boden. Lasse über diese Bewegung wie von selbst ein Schütteln entstehen, das sich über den ganzen Körper ausbreitet. Lasse alle Spannungen im Körper dabei bewusst los. Du kannst die Augen dabei schließen oder nach Belieben offen lassen.*
2. **Tanzen** (15 Min.): *Bleib für einen Moment ruhig stehen. Lausche in deinen Körper und spüre, welche Bewegungsimpulse du nach dem Schütteln in dir wahrnehmen kannst. Gib ihnen eine Form. Sie dürfen ganz minimalistisch zart bis groß und energisch sein. Vergiss, wie es aussieht. Du hast keine Zuschauer. Versuche dich ganz von deinem inneren Gefühl heraus zu bewegen und zu tanzen.*
3. **Ruhe** (15 Min.): *Finde eine Ruheposition im Stehen oder Sitzen. Verharre im Nichtstun. Doch bleibe ganz wach für das, was du im Inneren wahrnehmen kannst.*
4. **Nachspüren** (15 Min.): *Suche dir im Raum einen Platz und lege dich hin. Spüre in Stille der inneren Bewegung nach.*

Reflexion

- Wie hast du die unterschiedlichen Phasen erlebt?
- Wie spürst du gerade deinen Körper?

Becken-Check

- Ziele: Wahrnehmung und anatomisches Verständnis des Beckens
- Ursprung: Sexocorporel (Ausbildung ZISS)
- Charakter: forschend
- Intimitätsgrad: niedrig
- Zeitempfehlung: 5 Min.
- Material: –

Der Becken-Check dient dazu, das anatomische Verständnis vom Becken körperlich zu erfahren. Erst durch die Verknüpfung des bildlichen Wissens mit der eigenen Körperwahrnehmung kann das Wissen integriert werden und nützlich sein. Die Übung bietet sich im Vorfeld zur Durchführung der Doppelten Schaukel und den folgenden Schaukelübungen an. So haben die Teilnehmerinnen eine gute Orientierung.

Ablauf

1. *Bringe dich in einen lockeren Stand.*
2. *Welche Bereiche des Beckens lassen sich gut von außen spüren? Taste einmal dein Becken ab.*
3. *Wie weit geht dein Becken seitlich? Wie groß ist der Raum zwischen deinen Händen?*
4. *Lege deine Hände auf dein Kreuzbein und dein Schambein. Das ist die größte Ausdehnung des Beckens in der Querachse. Weiter unten an der Wirbelsäule kommt das Steißbein. Spüre, ob du es zwischen dem Gesäß findest. Die höchste Begrenzung des Beckens sind die Beckenschaufeln. Die unterste Begrenzung sind die Sitzbeinhöcker. Taste ab, wo du sie findest.*
5. Zeigen Sie zum Abschluss eine Abbildung des Beckens.

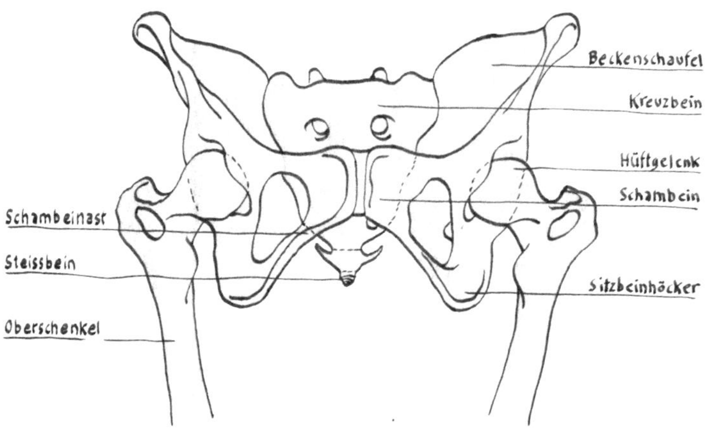

Abb. 10

Becken-Drive im Stehen

- Ziele: Lockerung und Aktivierung des Beckens
- Ursprung: angelehnt an Bioenergetik (Lowen & Lowen, 1985)
- Charakter: aktiv, belebend
- Intimitätsgrad: niedrig
- Zeitempfehlung: 10 Min.
- Material: wahlweise mit Musik

Die folgenden Übungen sind hilfreich, um mehr Empfindungen in die Beckengegend zu bringen und dadurch die Region für stärkere Lustgefühle zu öffnen. Ein freischwingendes Becken ist wesentlich für die Ausbreitung sexueller Erregung vom Genital in den gesamten Körper. Muskuläre Verspannungen im Becken engen dies ein. Über Entspannung und Aktivierung kommt es zu mehr Durchblutung im Beckenraum. Es fördert die Sensibilität im Becken und intensiviert das Erleben. Da das Becken in Wechselwirkung zum Gesamtkörper steht, achten Sie bei den Beckenübungen auf die Lockerheit des Gesamtsystems. Vor allem Kiefer und Nacken stehen in einer engen Beziehung zur Beckenmuskulatur. Ein guter Kontakt zum Boden ist eine wichtige Grundbedingung für die Entspannung im Becken. Eine entspannte tiefe Bauchatmung wirkt bei den Übungen besonders unterstützend (Lowen & Lowen, 1985).

Ablauf

1. **Stand:** *Stelle die Füße hüftbreit auf. Lasse die Knie ein wenig gebeugt. Finde einen lockeren Stand.*
2. **Gewichtsverlagerung:** *Verlagere dein Gewicht nun nach vorn und hinten. Achte darauf, dass dein ganzer Fuß dabei mit dem Boden in Kontakt bleibt.* (1 Min.) *Verlagere es dann nach rechts und links* (1 Min.). *Jetzt beginne um deine Achse zu kreisen. Verlagere dein Gewicht dafür über vorne, nach rechts, nach hinten, nach links und wieder nach vorne.* (1 Min.) *Lasse deine Kreise immer kleiner werden, bis du zum Stillstand kommst.*
3. **Locker schütteln:** *Stell dich wieder bewusst hüftbreit auf. Bring dein Gewicht leicht nach vorne, auf die Ballen ausgerichtet. Lasse dein Becken locker hängen. Gib nun von den Fußsohlen ausgehend einen leichtem Druck gegen den Boden, sodass die Kniekehlen wippen. Spüre, wie dein ganzer Körper von feinen Vibrationen durchgeschüttelt wird.* (1 Min.)
4. **Kreisende Beckenbewegungen im Stehen:** *Lasse dein Becken kreisen. Achte darauf, dass deine Knie dabei locker sind. Dein Oberkörper bewegt sich nicht aktiv, sondern nur ganz leicht mit. Nimm wahr, wie sich dabei das Gewicht auf deinen Füßen stetig verändert. Langsam – schnell – in liegenden Achten.*

Reflexion

- Wie nehme ich meine Bewegungen wahr?
- Wie nehme ich die Mobilität des Beckens wahr?
- Wie schmal oder weit empfinde ich meinen Beckeninnenraum?

Becken-Drive im Liegen

- Ziele: Lockerung und Aktivierung des Beckens
- Ursprung: angelehnt an Bioenergetik (Lowen & Lowen, 1985; Rosenberg et al., 1996)
- Charakter: aktiv, kreativ
- Intimitätsgrad: niedrig
- Zeitempfehlung: 20–30 Min.
- Material: Matten

Siehe Informationen zum Becken-Drive im Stehen.

Ablauf

1. **Ankommen auf der Matte:** *Lege dich auf deiner Matte auf den Rücken. Nimm wahr, welche Bereiche deines Körpers den Boden berühren und welche nicht. Nimm deinen Atem wahr. Spüre, wie dein Atem deinen Körper ganz leicht in Bewegung bringt.* (1 Min.)
2. **Kniespreize:** *Stelle deine Füße an. Probiere, wie viel Abstand der Füße zu deinem Gesäß sich im Moment gut und stabil anfühlt. Deine Knie sind zunächst zusammen. Lasse die Knie nun ganz leicht auseinander fallen und lege sie am Boden ab. Dann richte sie langsam wieder zur Mitte hin auf. Wiederhole das ein paarmal. Lasse deinen Atem dazu entspannt fließen. Dann strecke deine Beine wieder aus. Ruhe dich einen Moment aus und nimm wahr, wie sich dein Rücken und dein Becken gerade anfühlen.* (4–5 Min.)
3. **Beckenheben:** *Stelle deine Beine wieder an. Hebe nun durch das Schieben des unteren Rückens das Becken vom Boden ab und bringe es in eine sanfte Wippbewegung in der Luft. Du kannst ein leichtes Vibrieren nach oben und unten oder ein seitliches Bewegen probieren. Senke dein Becken wieder zum Boden, indem du dich entlang der Wirbelsäule abwärts rollst. Wiederhole das drei Mal in deinem Tempo. Dann strecke deine Beine wieder aus. Ruhe dich einen Moment aus und nimm wahr, wie sich dein Rücken und dein Becken gerade anfühlen.* (4–5 Min.)
4. **Becken aufprellen:** *Stelle deine Beine erneut an. Hebe dein Becken erneut auf diese Weise leicht (10 cm) an. Lasse dein Becken von dort sanft auf den Boden fallen, sodass es durch dieses Aufprallen im Inneren leicht erschüttert wird. Wiederhole das 15 Mal. Dann strecke deine Beine wieder aus. Ruhe dich einen Moment aus und nimm wahr, wie sich dein Rücken und dein Becken gerade anfühlen.* (4–5 Min.)

Reflexion

- Wie nehme ich meine Bewegungen wahr?
- Wie nehme ich die Mobilität des Beckens wahr?
- Wie schmal oder weit empfinde ich meinen Beckeninnenraum?

Becken-Pinsel-Tanz

- Ziele: Elastizität des Beckenbodens, Anbindung des Genitals an das gesamte Körpererleben
- Ursprung: angelehnt an Tanzpädagogik
- Charakter: aktiv, kreativ
- Intimitätsgrad: niedrig–mittel
- Zeitempfehlung: 30 Min.
- Material: Musik

Diese Methode bringt das Becken und den Beckenboden aktiv in Bewegung. Nach einer gemeinsamen Lockerung und Aktivierung gehen die Frauen über das Element Tanzen in ein freies Bewegen und »kreatives Gestalten« mit dem Becken. Getragen durch die Vorstellung, einen Farbstrahl oder Pinsel zwischen den Beinen zu tragen und mit ihm Boden und Raum farbenfroh zu gestalten, wird die Lust und Freude am Malen aktiviert. Das innere Bild fördert die Wahrnehmung vielfältiger Bewegungsmöglichkeiten des Beckens und eignet sich, um zunächst losgelöst von sexuellen Vorstellungen stärker in Kontakt mit dem Beckenraum zu kommen.

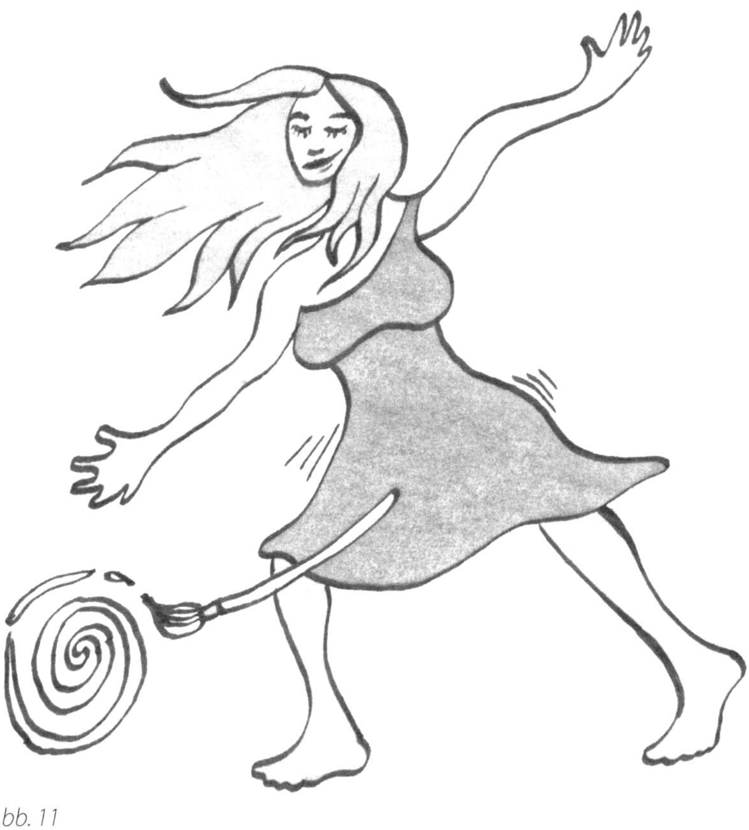

Abb. 11

Ablauf

1. **Becken-Drive im Stehen** (s. die gleichnamige Übung) (10 Min.)
2. **Becken-Pinsel-Tanz** (mit Musik): *Stelle dir vor, dass zwischen deinen Beinen aus dem Becken ein weicher beweglicher Pinsel oder Farbstrahl kommt. Probiere aus, ob du durch ein leichtes Kreisen deines Beckens einen kleinen Farbkreis am Boden malen kannst. Siehst du ihn unter dir? Du hast jetzt die Gelegenheit, dir eine Farbe auszusuchen und mit dieser Farbe den Boden und die Wände zu bemalen. Du kannst mit kleinen oder großen, zarten oder fetten, kurzen oder langen Strichen, Punkte, Linien malen – lasse deinen Pinsel durch den Raum tanzen. Und staune, wie er gestalten will.* (15 Min.)
3. **Ausklang:** *Setze dich hin und spüre der Bewegung deines Pinsels nach.* (1 Min.)

Reflexion

- Wie habe ich meinen Becken-Pinsel-Tanz erlebt?
- Welche Farben habe ich genutzt? Welche Bilder sind entstanden?
- Wie fühlt sich mein Becken jetzt gerade an?

Erregungsmuckis und Erregungsmodi

- Ziele: Verständnis vom Einfluss der Muskelspannung auf das sexuelle Erleben und Funktionieren
- Ursprung: Sexocorporel (Bischof, 2008; Bischof-Campbell, 2012; Gehrig, 2013; Ausbildung ZISS)
- Charakter: aktiv
- Intimitätsgrad: mittel–hoch
- Zeitempfehlung: 120 Min.
- Material: Bildmaterial von Vulva und Vagina

Ziel dieser Methode ist es, die Bedeutung des Muskeltonus für die Erregung und die Lustgefühle zu erforschen. Die Frauen bekommen einen Einblick in die unterschiedlichen Erregungsmodi und damit ein besseres Verständnis von der eigenen Sexualität. Sie verstehen die unterschiedlichen sexuellen Qualitäten, die durch die verschiedenen Spannungsverhältnisse im Körper entstehen, und können ihren sexuellen Spielraum je nach Interesse erweitern. Weiterführende Informationen zu den Erregungsmodi finden sich im Anhang. Die Erregungsmodi sind hier nur in Kurzform beschrieben. Für diese Methoden sollten Sie fundiertes Wissen und Erfahrungen mit den Erregungsmodi haben.

Ablauf

1. **Input:** Im Vorfeld ist es sehr hilfreich, noch einmal einen Überblick über die physiologischen Vorgänge, die mit einer »standardisierten« Erregung und dem Orgasmus einhergehen, zu geben. Tragen Sie diese entweder gemeinsam zusammen oder geben Sie einen Input zu folgenden Themen: sexueller Reaktionszyklus, allgemeine Körperreaktionen bei Erregung (Veränderung der Lustlippen, der Klitoris, des Innenraumes etc.) und Orgasmus (siehe Anhang). Eine Zeichnung kann dabei sehr unterstützend sein, um sich miteinander zu verständigen.
2. **Vorbereitung:** *Der Muskeltonus spielt im sexuellen Reaktionszyklus eine große Rolle. Um seine Auswirkungen auch mit dem Körper, den Gefühlen und in der Art des Gedankenstroms wahrzunehmen, wollen wir im Folgenden unterschiedliche Spannungszustände gemeinsam erforschen. Sie charakterisieren außerdem verschiedene Muster, wie man mit Erregung umgehen kann. Oftmals haben wir uns im Laufe des Lebens eine bestimmte Art der Erregungssteigerung angewöhnt. Deswegen funktioniert diese Art besonders gut. Grundsätzlich stehen uns jedoch alle Möglichkeiten zur Verfügung, wenn wir sie ein bisschen üben. Setzt euch auf ein Kissen/einen Stuhl im Kreis. Zunächst zeige ich einen Zustand und ihr nehmt mich dabei ganz genau wahr.*
3. **Demonstration eines hohen Muskeltonus:** Aufeinanderpressen der Schenkel, sehr starke Anspannung von Gesäß und Beckenboden, Bauch und Brustkorb. Atem anhalten, dann bei Sauerstoffmangel Atem loslassen.

4. **Beobachtung:** *Was spürst du, während du diesen Zustand bei mir beobachtest, in deinem Körper? Was empfindest du auf emotionaler Ebene? Welche Gedanken gehen dir durch den Kopf?* Beobachtungen sammeln.
5. **Ausprobieren hoher Muskelspannung:** *Jetzt probiere selbst einmal diese Haltung aus. Finde eine Position, in der du deine Oberschenkel ganz fest aneinanderpressen kannst. Spanne zusätzlich dein Gesäß, deinen Beckenboden und deinen Bauch, so fest du kannst, an. Nimm wahr, wie sich dieser Zustand anfühlt. Dann lasse los und entspanne dich.*
6. **Reflexion:** *Wie hast du deinen Körper dabei erlebt? Wie war deine Atmung? Was ist auf der Ebene der Emotionen und der Gedanken passiert?*
7. **Input: archaischer und mechanischer Erregungsmodus:** *Beim sogenannten »archaischen Modus« wird sehr viel Spannung im Körper aufgebaut. Frauen, die bevorzugt den archaischen Modus nutzen, steigern ihre Erregung über kräftiges Anspannen der Beckenbodenmuskulatur, des Unterbauchs und das Zusammenpressen der Oberschenkel. Manchmal erhöht man in diesem Modus den Druck auf das Genital oder den Unterbauch über zusätzliche Hilfe eines Gegenstandes wie einem Kissen oder einem Kuscheltier etc. oder über das Pressen des Genitals gegen eine Unterlage. Der Körper ist dabei nicht oder kaum in Bewegung. Die starke Muskelspannung ermöglicht eine rasche Erregungssteigerung und Bündelung zum Orgasmus. Manche Frauen kommen auf diese Weise in Sekunden oder wenigen Minuten zum Orgasmus. Der Genuss liegt hier vor allem in der Erleichterung der Entladung und im Nachlassen des aufgebauten Drucks. Das ist eines der Potenziale dieses Modus. Allerdings ist durch das starke Pressen und Spannen auch der vaginale Innenraum angespannt und verschlossen, sodass dieser Modus eher nicht für die Penetration geeignet ist. Die Penetration geht mit der Öffnung der Beine einher, wodurch in der Regel die Spannung in den Oberschenkeln nicht gehalten werden kann. Außerdem wird der Modus wenig emotional erlebt. Das sind ebenso Grenzen der hohen Muskelspannung.*

   Beim sogenannten »mechanischen Erregungsmodus« verhält es sich ähnlich. Der Tonus ist auch recht hoch. Frauen, die sich auf mechanische Weise erregen, machen dies vor allem durch gezieltes Streicheln und Reiben der Vulva und insbesondere der Klitoris, meist in einem sehr ritualisierten Ablauf. Der hohe Tonus ermöglicht auch hier eine schnelle Erregungssteigerung und Entladung. Die lang andauernde Spannung verhindert jedoch, dass sich die Erregung im ganzen Körper ausbreitet. So wird die Erregung und Entladung vor allem direkt am Genital wahrgenommen. In der Penetration nutzen die Frauen meist eine zusätzliche Stimulation der Klitoris, um auf gewohnte Art zum Orgasmus zu kommen.
8. **Demonstration eines schlaffen Muskeltonus:** Der ganze Körper hängt – Sitzen.
9. **Beobachtung:** *Was spürst du in deinem Körper, während du diesen Zustand bei mir beobachtest? Was empfindest du auf emotionaler Ebene? Welche Gedanken gehen dir durch den Kopf?* Beobachtungen sammeln.
10. **Ausprobieren eines schlaffen Muskeltonus:** *Nun probiere es selbst aus. Lasse die Muskeln deines Gesichts, deiner Arme, des Rückens, des Bauches und Gesäßes los. Lasse dich ganz hängen. Wie fühlt sich das an? Jetzt richte dich wieder auf. Lege dich jetzt hin und lasse wiederum alle Muskeln bewusst los.*

11. **Reflexion:** *Wie hast du deinen Körper dabei erlebt? Wie war deine Atmung? Was ist auf der Ebene der Emotionen und der Gedanken passiert?* Beobachtungen zusammentragen.
12. **Input: schlaffer Muskeltonus:** *Ist der Körper unterspannt, kommt es schnell zu Trägheit, Müdigkeit und innerer Passivität. Im Sitzen fällt der Brustkorb eher ein, wodurch der Atmungsraum abgeklemmt wird. Die Sauerstoffversorgung wird reduziert und mit ihr die innere Aktivität und Lebendigkeit. Im Liegen verhält es sich anders. Die lockere Muskulatur in der Liegeposition ermöglicht eine tiefe Bauchatmung. Dadurch ist der Körper gut mit Sauerstoff versorgt und die Wahrnehmung von Berührungen kann sehr angenehm sein. Für eine Erregungssteigerung ist die Spannung zu gering.*
13. **Demonstration weicher Muskeltonus mit katzenartiger Bewegung** (ondulierend): Weiche Bewegungen von Becken, Rumpf, Armen und Kopf auf horizontaler Achse. Katzenartig, schlängelnd.
14. **Beobachtung:** *Was spürst du in deinem Körper, während du diesen Zustand bei mir beobachtest? Was empfindest du auf emotionaler Ebene? Welche Gedanken gehen dir durch den Kopf?* Beobachtungen sammeln.
15. **Ausprobieren:** *Nun probiere selbst diese Bewegung aus. Bringe deinen Körper in einem ruhigen Tempo in weiche, katzenartige Bewegungen. Bewege dich nach rechts und nach links. Lasse die Bewegung fließen. Stelle dir vor, dein Kopf, deine Arme, dein Bauch etc. holen sich eine Berührung im angrenzenden Umraum ab. Deine Muskeln sind dabei in minimaler Anstrengung. Wie fühlt sich diese Bewegung für dich an?*
16. **Reflexion:** *Wie hast du deinen Körper dabei erlebt? Wie war deine Atmung? Was ist auf der Ebene der Emotionen und der Gedanken passiert?*
17. **Input: ondulierender Erregungsmodus:** *Diese Bewegungen werden vor allem bei dem sogenannten »ondulierenden Erregungsmodus« beobachtet. Die Muskulatur ist entspannt, aber aktiv. Dadurch sind eine tiefe Bauchatmung, eine gute Sauerstoffversorgung und Durchblutung im ganzen Körper möglich. Durch die weichen Bewegungen, die viele Körperbereiche einschließen, verteilt sich die Erregung als kribbelndes Genussgefühl im ganzen Körper. Das Potenzial liegt hier in dem intensiven emotionalen erotischen Erleben. Für eine Entladung fehlt meistens der notwendige Spannungsaufbau, die die Erregung im Genital konzentriert und zur Entladung bringt. Das kann als Begrenzung dieses Modus erlebt werden.*
18. **Demonstration: Doppelte Schaukel als Grundbewegung:** Bewegung des Körpers in der vertikalen Achse im Sitzen. Nach-hinten-unten-Kippen des Beckens bei gleichzeitiger Öffnung des Kopf-Schulter-Brust-Bereichs, indem das Brustbein nach vorne zieht und Schultern und Kopf sich nach hinten neigen. Dann Nach-vorne-oben-Kippen des Beckens bei gleichzeitigem Einsinken des Brustbeins. Der Kopf-Schulter-Brust-Bereich schaukelt ebenfalls nach vorne (s. »Doppelte Schaukel«) – erst in einem ruhigen Tempo, dann ansteigend.
19. **Beobachtung:** *Was spürst du in deinem Körper, während du diesen Zustand bei mir beobachtest? Was empfindest du auf emotionaler Ebene? Welche Gedanken gehen dir durch den Kopf?* Beobachtungen sammeln.
20. **Ausprobieren der Grundbewegung:** *Probiere nun selbst die Bewegung aus. Lasse dein Becken auf dem Kissen ganz sanft in einer Kippbewegung nach vorn und hinten schaukeln.*

Wie viel Muskelaktivität braucht es, um diese Bewegung zu vollziehen? Jetzt lasse deinen Oberkörper der Beckenbewegung organisch folgen. Spürst du die Wellenbewegung, die in deinem Körper entsteht? Der Oberkörper streckt und öffnet sich, wenn sich dein Becken nach hinten kippt und zieht in Richtung Becken, wenn sich dein Becken nach vorne schiebt. Nimm diese Bewegung in deinem Körper wahr. Jetzt lasst uns die Geschwindigkeit dieser Bewegung als Gruppe langsam miteinander steigern – und wieder langsamer werden.

21. **Reflexion:** *Wie hast du deinen Körper dabei erlebt? Wie war deine Atmung? Was ist auf der Ebene der Emotionen und der Gedanken passiert?* Beobachtungen zusammentragen.
22. **Input: wellenförmiger Erregungsmodus:** *Diese Bewegung ist der Kern des sogenannten »wellenförmigen Erregungsmodus«. Frauen, die sich in diesem Modus erregen, erleben vor allem die Penetration als besonders genussvoll, weil der vaginale Innenraum stark beteiligt ist. In dieser Bewegung ist der Muskeltonus im stetigen Wechsel von Spannung und Entspannung. Dadurch verbindet sie beide Qualitäten miteinander. Die Spannung lässt die Erregung ansteigen und macht Entladung möglich. Die Entspannung lässt die tiefe Bauchatmung und eine gute Durchblutung des Genitals und des ganzen Körpers zu. Dadurch werden Berührungen intensiv und genussvoll erlebt. In der Entspannung breitet sich die Erregung als kribbelndes Genussgefühl im ganzen Körper aus. Je mehr sich die Erregung ausbreitet und ein lustvoller Erregungsanstieg erlebt wird, desto höher ist die körperliche und emotionale Aufladung, die sich dann in einem Orgasmus entlädt. Das ist das Potenzial vom Wechselspiel des Muskeltonus.*

Reflexion

- ➢ Wie ist es mir mit den einzelnen Vorgaben ergangen? In welchem Modus fühle ich mich eher zu Hause? Wovon möchte ich mehr in meiner Sexualität erfahren?
- ➢ Wie verhält es sich mit meiner Anspannung und Entspannung in der Selbstbefriedigung bzw. beim Sex mit Partner*innen?

Doppelte Schaukel

- Ziele: Wahrnehmungssteigerung im vaginalen Innenraum, Verbindung von Erregung und Lustgefühlen, aktive Steuerung der Penetration, Gestaltung der Erregungssteigerung
- Ursprung: Sexocorporel (Bischof, 2008, 2016; Ausbildung ZISS)
- Charakter: meditativ
- Intimitätsgrad: mittel
- Zeitempfehlung: 45–60 Min.
- Material: Matten

Die Bewegung Doppelte Schaukel charakterisiert den sogenannten wellenförmigen Erregungsmodus. Sie eignet sich in besonderem Maße als Übung, da sie den Zusammenhang von emotionalem Lusterleben und genitaler Erregung deutlich macht und begünstigt.

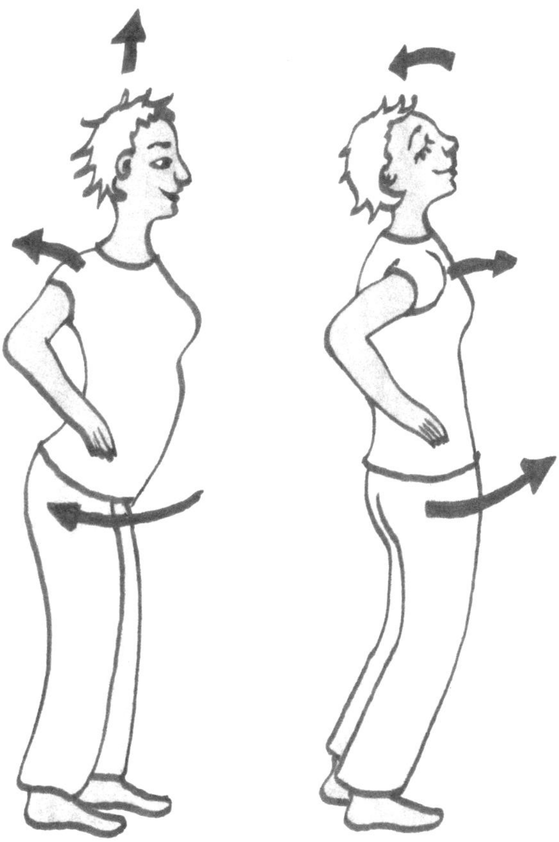

Abb. 12

Grundschema der Bewegung

Beckenschaukel: Das Becken wird in seiner Querachse mit der Ausatmung nach vorne-oben und mit der Einatmung nach hinten-unten gekippt. Die daraus resultierende Aktivierung und Durchblutung von Becken und vaginalem Innenraum bewirken eine Intensivierung und Ausbreitung sexueller Erregung im Becken und im gesamten Körper. Übertragen auf die sexuelle Situation kann die Vagina über die Bewegung aktiv etwas aufnehmen und wieder gehen lassen statt passiv penetriert zu werden.

Obere Schaukel: Bei der oberen Schaukelbewegung lässt man während der Ausatmung den Kopf locker nach hinten in den Nacken sinken. Das Brustbein sinkt dabei ein. Bei der Einatmung streckt sich der Nacken, während das Brustbein nach vorn schaukelt. Schwingt die obere Schaukel frei und ist sie mit einer entspannten tiefen Bauchatmung verbunden, so setzt sie Gefühle der Hingabe frei und öffnet den Raum für starke Emotionalität.

Muskeltonus und Rhythmus sind in dieser Bewegung variabel. Durch den Wechsel von Anspannung und Entspannung sowie die fließende Bewegung kann die Erregung und Entladung auf genitaler und emotionaler Ebene erfolgen und sehr intensiv ausfallen (Bischof, 2008, Bischof 2016; Schiftan, 2016). Die Frauen lernen in den Übungen, wie sich kleine Veränderungen einzelner Parameter auf ihr (sexuelles) Erleben auswirken und dadurch stärker von ihnen selbst mitgesteuert werden können (vgl. Gehrig, 2013).

Sie finden hier verschiedene Varianten ausführlich beschrieben. Um ins Spüren zu kommen und nicht allein eine mechanische Bewegung auszuführen, leiten Sie die Einzelübungen zur Doppelten Schaukel sehr kleinschrittig an. Beginnen Sie mit der Beckenschaukel und öffnen Sie erst nach und nach das Bewusstsein für die obere Schaukel im Kopf-Brust-Bereich.

Beckenschaukel – Grundübung zur Doppelten Schaukel

- Ziele: Wahrnehmungssteigerung im vaginalen Innenraum, Verbindung von Erregung und Lustgefühlen, aktive Steuerung der Penetration, Gestaltung der Erregungssteigerung
- Ursprung: Sexocorporel (Ausbildung ZISS)
- Charakter: meditativ
- Intimitätsgrad: mittel
- Zeitempfehlung: 45–60 Min.
- Material: Matten

Inhaltliche Ausführungen siehe bei der Übung »Doppelte Schaukel«.

Ablauf

1. **Becken-Check** (s. die gleichnamige Übung)
2. **Hinlegen und Spüren:** *Lege dich mit dem Rücken auf die Matte. Die Beine sind ausgestreckt, die Arme liegen entspannt an der Seite. Du kannst gerne die Augen schließen. Nimm die Unterlage wahr. Nimm wahr, welche Bereiche deines Körpers aufliegen und welche nicht. Richte deine Aufmerksamkeit auf den Atem und spüre, wie er deinen Körper in eine leichte Bewegung bringt. Atme ganz weich und ohne Anstrengung in deinen Bauch. Winkele jetzt deine Beine an und stelle deine Füße hüftbreit auf. Nimm den Bodenkontakt deiner Füße wahr. Spüre, wie sich diese Stellung auf den Kontakt mit der Matte auswirkt. Wie liegt im Moment dein Becken auf? Welche Stellen des Körpers berühren den Boden?* (3 Min.)
3. **Vorstellung der Beckenschaukel unten:** *Stelle dir jetzt vor, du rollst dein Becken nach unten in Richtung Füße, sodass du nicht mehr mit dem Kreuzbein, sondern mit dem Steißbein aufliegst. Stelle dir vor, wie du diese Bewegung machen würdest.* (1 Min.)
4. **Beckenschaukel nach unten:** *Wenn du es dir gut vorstellen kannst, dann probiere diese Bewegung aus und rolle dann wieder zurück in die Ausgangsstellung. Rolle ein paarmal in deinem Tempo hin und her. Mache die Bewegung mit möglichst wenig Kraftaufwand.* (2 Min.)
5. **Innere Forschung:** *Wodurch wird diese Bewegung möglich? Welche Muskeln sind daran beteiligt? Kannst du das wahrnehmen? Ist es der Bauch, der Rücken, sind es die Beine oder Füße, die die Bewegung ermöglichen? Kannst du spüren, dass beim Runterrollen dein Rücken ein Hohlkreuz macht? Und wenn du zurückrollst, dein Rücken wieder flacher am Boden aufliegt? Nimmst du auch eine Veränderung am oberen Rücken wahr? In den Schulterblättern? Am Hals? Und was passiert mit der vorderen Körperseite. Spürst du, wie sie sich ein bisschen dehnt, wenn das Becken nach unten rollt? Und wenn du jetzt von deinem Genital aus denkst: Wie bewegt sich deine Vulva in dieser Bewegung? Schaut sie nach unten?* (5 Min.)
6. **Verbindung mit der Atmung:** *Probiere aus, deine Atmung mit dieser Bewegung zu koordinieren. Wie fühlt es sich für dich gut an, Ein- und Ausatmung zur Bewegung zu setzen?*

Probiere beide Richtungen aus. Atme ein, wenn du das Becken nach unten rollst, und atme aus, wenn du das Becken wieder in die Mitte bringst. Dann atme aus, wenn du das Becken nach unten rollst und atme ein, wenn du das Becken wieder in die Mitte bringst. Beides ist möglich. (3 Min.) *Probiere jetzt gezielt aus, einzuatmen, wenn du das Becken nach unten rollst. Dabei dehnt sich die Körpervorderseite und es entsteht viel Platz im Bauch, um Luft hineinzulassen. Spüre, in welcher Geschwindigkeit der Körper atmen will, und folge dieser Geschwindigkeit.*

7. **Intervall:** *Strecke die Beine aus und ruhe dich einen Moment aus. Spüre, wie jetzt dein Rücken, dein Becken und deine Beine auf dem Boden liegen. Hat sich etwas verändert?*
8. **Vorstellung der Beckenschaukel nach oben:** *Stelle die Beine wieder auf. Stelle dir nun die andere Kippbewegung des Beckens vor – das Rollen nach oben. Was müsstest du dafür tun? Wie würde sich das anfühlen?*
9. **Beckenschaukel oben:** *Wenn du es dir gut vorstellen kannst, dann probiere diese Bewegung aus. Wenn es dir gelingt, komme wieder zurück in die Ausgangsstellung. Rolle ein paarmal in deinem Tempo hin und her. Mache die Bewegung groß, aber mit möglichst wenig Kraftaufwand.* (2 Min.)
10. **Innere Forschung:** *Wodurch wird diese Bewegung möglich? Welche Muskeln sind daran beteiligt? Ist es der Bauch, der Rücken, sind es die Beine oder Füße, die die Bewegung ermöglichen? Kannst du spüren, dass, wenn du nach oben rollst, dein Rücken sich flach gegen den Boden schiebt? Nimmst du auch eine Veränderung am oberen Rücken wahr? In den Schulterblättern? Am Hals? Und was passiert mit der vorderen Körperseite? Spürst du, wie sie sich ein bisschen zusammenzieht, wenn das Becken nach oben rollt? Und sich streckt, wenn du loslässt? Wenn du jetzt von deiner Vulva aus denkst: Wie bewegt sich deine Vulva in dieser Bewegung? Schaut sie nach oben?* (5 Min.)
11. **Verbindung mit der Atmung:** *Probiere aus, deine Atmung mit dieser Bewegung zu koordinieren. Wie fühlt es sich gut an, Ein- und Ausatmung zur Bewegung zu setzen? Probiere beide Richtungen aus. Atme ein, wenn du das Becken nach oben rollst und atme aus, wenn du das Becken wieder in die Mitte bringst. Dann atme aus, wenn du das Becken nach oben rollst und atme ein, wenn du das Becken wieder in die Mitte bringst. Beides ist möglich.* (3 Min.) *Probiere jetzt gezielt aus, auszuatmen, wenn du das Becken nach oben rollst. Dabei zieht sich die Körpervorderseite zusammen und die Atemluft wird damit leicht aus dem Körper hinaus gebracht. Spüre, in welcher Geschwindigkeit der Körper atmen will, und folge dieser Geschwindigkeit.*
12. **Intervall:** *Strecke die Beine aus und ruhe dich einen Moment aus. Spüre, wie jetzt dein Rücken, dein Becken und deine Beine auf dem Boden liegen. Hat sich etwas verändert?*
13. **Vorstellung der Beckenschaukel oben-unten:** *Stelle die Beine wieder auf. Stelle dir nun eine Bewegung vor, die beide Rollbewegungen miteinander verbindet. Ein Rollen des Beckens nach unten und über die Mitte nach oben. Was müsstest du dafür tun? Wie würde sich das anfühlen?* (1 Min.)
14. **Beckenschaukel oben-unten:** *Wenn du es dir gut vorstellen kannst, dann probiere diese Bewegung aus. Rolle ein paarmal in deinem Tempo in der Bewegung hin und her. Mache die Bewegung groß, aber mit möglichst wenig Kraftaufwand. Welche Stellen bewegen sich leicht und fließend? Welche sind »hölzerner«?* (4 Min.)

15. **Innere Forschung:** *Welchen Weg beschreibt deine Vulva? Nimmst du das Hohlkreuz in der Einatmung wahr? Und wie sich der untere Rücken mit dem Boden in der Ausatmung verbindet? Nimmst du eine Veränderung am oberen Rücken wahr? In den Schulterblättern? An der Halswirbelsäule? Entsteht vielleicht eine kleine Kopfschaukel?* (5 Min.)
16. **Verbindung mit der Atmung:** *Probiere aus, deine Atmung mit dieser Bewegung zu koordinieren. Atme ein, wenn du das Becken nach unten rollst, und atme aus, wenn du das Becken nach oben rollst. Vielleicht kommt die Luft alleine in den Bauch, wenn du nach unten rollst? Spüre, wie im Hochrollen die Luft wie von selbst ausströmt. Wie ist das, wenn du durch den offenen Mund atmest? Spürst du, dass sich der Kiefer lockert? Spüre, in welcher Geschwindigkeit sich der Körper bewegen will, und folge ihr. Dann probiere einmal ein gesteigertes Tempo und Zeitlupe aus.*
17. **Ausklang:** *Strecke die Beine aus und ruhe dich aus. Spüre, wie du jetzt auf dem Boden aufliegst. Nimm deinen gesamten Körper wahr. Wie fühlt sich dein Becken gerade an? Wie geht es deinem Gefühlsraum?*
18. **Raumlauf:** *Steh jetzt auf. Spüre, wie du mit deinem Becken stehst. Mache ein paar Schritte durch den Raum. Wie bewegt sich dein Becken jetzt gerade? Hat sich etwas in deinem Gang verändert?*

Reflexion

- ➢ Wie habe ich meinen Körper in der Schaukel-Bewegung wahrgenommen?
- ➢ Welche Atemweise fühlt sich für mich stimmig an?
- ➢ Wie empfinde ich jetzt im Nachhinein meinen Beckenraum? Sind Veränderungen spürbar?

Variationen

Die (Doppelte) Schaukel kann in verschiedensten Raumlagen ausprobiert werden. So vollzieht sich das körperliche Lernen flexibler und ist leichter auf verschiedene sexuelle Praktiken übertragbar.

1. **Im Liegen auf der Seite**
2. **Im Sitzen** (s. »Sitz-Schaukel«)
3. **Im Stehen** (Intimitätsgrad hoch): Im Stand ist die Erdung noch stärker gegeben und der Wahrnehmungsraum erweitert sich dabei. Die Gesichtsöffnung erfordert mehr Mut, kann aber auch als lustvolles, spielerisches Element in der Gruppendynamik betrachtet werden.
4. **Mit Stimmeinsatz** (Intimitätsgrad hoch): Nachdem die Teilnehmerinnen damit vertraut sind, Bewegung und Atem zu synchronisieren, kann die Kraft der Stimme hinzugenommen werden. Die Stimme unterstützt und vertieft den Atemvorgang und intensiviert die Ausdruckskraft. Die Vibration der Stimme löst darüber hinaus eine Resonanz im Beckenboden aus.

Uhr-Schaukel

- Ziele: Wahrnehmungssteigerung im vaginalen Innenraum, Verbindung von Erregung und Lustgefühlen, aktive Steuerung der Penetration, Gestaltung der Erregungssteigerung
- Ursprung: Sexocorporel (Ausbildung ZISS)
- Charakter: meditativ
- Intimitätsgrad: mittel
- Zeitempfehlung: 45–60 Min.
- Material: Matten

Diese Übung ist ähnlich der Beckenschaukel-Grundübung. Anders als in der Grundübung werden hier nicht anatomische Merkmale zur Orientierung genutzt, sondern das Bild einer Uhr. Innere Bilder bieten einen weiteren Zugang, um sich Bewegungen anzueignen.

Inhaltliche Ausführungen: siehe »Doppelte Schaukel«.

Ablauf

1. **Becken-Check** (s. die gleichnamige Übung)
2. **Hinlegen und Spüren**
3. **Vorstellung: Uhr-Schaukeln:** *Stelle die Beine an. Stelle dir vor, dein Becken liegt auf dem Ziffernblatt einer Uhr. Der Zwölf-Uhr-Punkt befindet sich dort, wo der Beckenrand in die Wirbelsäule übergeht. Der Sechs-Uhr-Punkt befindet sich beim Steißbein. Der Drei-Uhr-Punkt ist auf der Seite der linken Hüfte. Der Neun-Uhr-Punkt ist auf der Seite der rechten Hüfte. Stelle dir vor, du könntest dein Becken auf diesem Ziffernblatt hin und her pendeln lassen, zum Beispiel zwischen 12 Uhr und 6 Uhr. Kannst du es vor deinem inneren Auge sehen? Was wäre für diese Bewegung notwendig?*
4. **Uhr-Schaukeln – Achsen:** *Lasse das Becken jetzt zwischen den verschiedenen Uhrzeiten hin und herwandern. Versuche, die Beine dabei aufrecht zu lassen. Spüre, wie das Becken langsam und fließend über das ganze Ziffernblatt wandert. Was braucht es, damit die Bewegung weich und fließend möglich ist? Bring dein Becken zwischen jeder Uhr-Schaukel-Bewegung wieder zur Mitte zurück:*
   - *zwischen 12 Uhr und 6 Uhr*
   - *zwischen 3 Uhr und 9 Uhr*
   - *zwischen 1 Uhr und 7 Uhr.*
   - *zwischen 11 Uhr und 5 Uhr.*
   - *zwischen 8 Uhr und 2 Uhr*
   - *zwischen 4 Uhr und 10 Uhr*
   - *wieder zwischen 6 Uhr und 12 Uhr*
5. **Innere Forschung parallel:** Hier können immer wieder andere Fragen gestellt werden, zum Beispiel: *Wie organisiert sich der restliche Körper zu dieser Bewegung? Bewegt sich*

der Kopf? Bewegt sich der Hals? Die linke und die rechte Schulter? Was macht die Bewegung mit deinem Nacken? Was macht die Bewegung mit deiner Vulva und deiner Vagina?

6. **Intervall:** *Strecke die Beine aus und ruhe dich einen Moment aus. Spüre, wie sich jetzt dein Rücken, dein Becken, deine Vulva, Vagina und deine Beine anfühlen.*
7. **Uhr-Schaukeln – Kreisen:** *Stelle deine Beine wieder auf. Bringe dein Becken auf die Stellung 12 Uhr. Male nun mit deinem Becken die Kreislinie der Uhr nach:*
   - *Rolle von 12 Uhr nach 3 Uhr und wieder zurück.*
   - *Rolle von 12 Uhr nach 9 Uhr und wieder zurück.*
   - *Rolle von 12 Uhr über 3 Uhr nach 6 Uhr und wieder zurück.*
   - *Rolle von 12 Uhr über 9 Uhr nach 6 Uhr und wieder zurück.*
   - *Kreise dein Becken nun das ganze Ziffernblatt entlang: von 12 Uhr nach 3 Uhr, nach 6 Uhr, nach 9 Uhr und wieder zu 12 Uhr. Wiederhole das in deinem Tempo einige Male. Dann kreise entgegen dem Uhrzeigersinn.*
8. **Ausklang:** *Strecke die Beine und ruhe dich aus. Spüre, wie dein Rücken, dein Becken und deine Beine auf dem Boden liegen. Nimm deinen gesamten Körper wahr. Wie fühlt sich dein Becken gerade an? Deine Vulva und deine Vagina? Wie geht es deinem Gefühlsraum?*

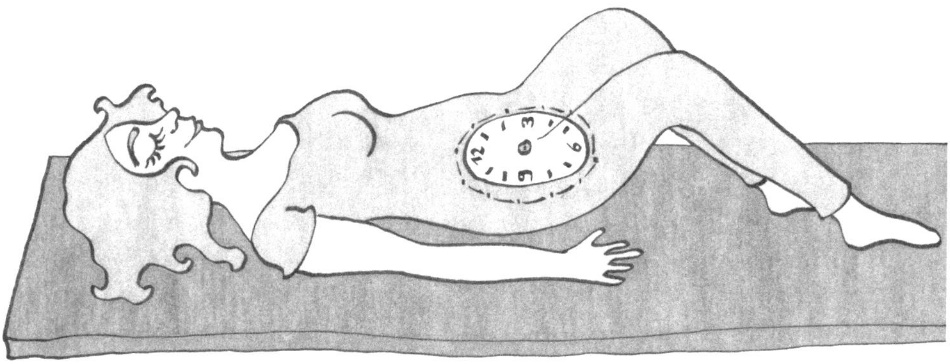

Abb. 13

Reflexion

- Wie nehme ich meinen Körper wahr?
- Wie nehme ich mein Geschlecht wahr?
- Wie habe ich den Tanz des Beckens auf dem Ziffernblatt erlebt?

Kugel-Schaukel

- Ziele: Wahrnehmungssteigerung im vaginalen Innenraum, Verbindung von Erregung und Lustgefühlen, aktive Steuerung der Penetration, Gestaltung der Erregungssteigerung
- Ursprung: Sexocorporel (Ausbildung ZISS)
- Charakter: meditativ, imaginativ
- Intimitätsgrad: mittel
- Zeitempfehlung: 45 Min.
- Material: Matten

Diese Übung verbindet die Beckenschaukel mit einer Fantasiereise. Sie nutzt die Vorstellung einer Kugel, die sich im vaginalen Innenraum bewegt, um das Feingespür innerhalb der Vagina zu stärken. Die Kugel rollt, ausgelöst durch ihr Gewicht, in der Vagina hin und her. Das Becken kann sich durch die Vorstellung passiv »mitbewegen« lassen, sodass die Beckenschaukel wie von selbst entsteht. Diese Vorstellung kann aktiv für das Spiel mit dem Becken genutzt werden.

Ablauf

1. **Becken-Check** (s. die gleichnamige Übung)
2. **Hinlegen und Spüren**
3. **Erinnerung: Beckenschaukel:** *Erinnere dich, wie du die Schaukelbewegung deines Beckens gemacht hast. Welche Muskelbereiche waren dabei für die Bewegungsausführung notwendig?*
4. **Beckenschaukel:** *Beginne jetzt dein Becken ins Schaukeln zu bringen. Nimm wahr, welche Körperbereiche du bewusst locker lassen kannst, während du das Becken schaukeln lässt.*
5. **Intervall:** *Strecke die Beine und ruhe dich einen Moment aus.*
6. **Vorstellungsmeditation: Geschlecht und Kugel:** *Richte die Aufmerksamkeit jetzt auf deinen Beckenraum. Spüre, wie deine Atmung sanft bis in den Beckenraum hineinströmt. Und wie dein Beckenboden leicht im Takt der Atmung mitschwingt. Nimm jetzt auch dein Geschlecht wahr. Spüre, wie es mitten in deinem Becken sitzt. Richte deine Aufmerksamkeit auf den Bereich deiner Vulva, die Lustlippen, die Klitoris, den Eingang der Vagina. Dann spüre auch den vaginalen Innenraum. Stelle dir diesen Raum als eine Höhle mit weichen warmen Wänden vor. Diese Höhle pulsiert. Sie öffnet sich zu einem größeren Raum und wird dann wieder kleiner. Stelle dir nun vor, dass in dieser Höhle eine kleine Kugel liegt. Sie ist warm und schwer. Kannst du ihr warmes Gewicht spüren? Stelle dir vor, sie liegt am Eingang der Vagina und rollt ganz langsam durch deine Höhle. Ihr Gewicht schiebt sich sanft durch den Höhlengang. Ist sie am Ende angelangt, rollt sie wieder zum Eingang zurück. Lasse die Kugel in deinem Tempo ein paarmal in Gedanken hin und her rollen.*

7. **Beckenschaukel mit Kugel:** *Lasse dein Becken dieser Vorstellung folgen. Wie möchte sich das Becken dazu bewegen? Entsteht dabei eine Schaukelbewegung? Bewege dein Becken ganz langsam und sanft und probiere aus, ob du die Kugel selbst in deiner Höhle bewegen kannst. Von rechts nach links, von oben nach unten, im Kreis herum. Wo ist die Kugel? Spürst du den leichten Druck der Kugel an den Höhlenwänden? Lasse die Kugel in deiner Vorstellung ganz langsam größer und schwerer werden. Wie verändert sich ihre Rollbewegung? Stelle dir vor, der Höhle seien keine Grenzen gesetzt. Jetzt wird die Kugel wieder kleiner und leichter. Immer mehr, bis sie ganz verschwindet.*
8. **Ausklang:** *Strecke deine Beine und ruhe dich aus. Spüre der Bewegung im Becken und in deinem Genital nach. Dann richte dich langsam auf und gehe ein paar Schritte durch den Raum. Wie fühlt sich dein Beckenraum im Gehen an?*

Reflexion

- ➢ Wie fühlt sich mein Geschlecht gerade an?
- ➢ Wie habe ich die Bewegungen der Kugel in mir erlebt?
- ➢ Wie sah das Bild meines vaginalen Innenraums aus?

Das Meer in mir

- Ziele: Wahrnehmungssteigerung im vaginalen Innenraum, Verbindung von Erregung und Lustgefühlen, aktive Steuerung der Penetration und der Erregungssteigerung
- Ursprung: Sexocorporel (Ausbildung ZISS)
- Charakter: meditativ, imaginativ
- Intimitätsgrad: mittel
- Zeitempfehlung: 45 Min.
- Material: Matten, wahlweise Musik

Diese Übung verbindet die Doppelte Schaukel mit einer sinnlichen Fantasiereise. Die Vorstellung des Meeres und seiner ansteigenden Wellen unterstützt dabei, dass es zu einer sinnlichen Erfahrung des ganzen Körpers kommt. Durch das Hin- und Herströmen der Wellen kann nach und nach ein Sog des Verlangens ausgelöst werden. Das Bild des weichen bis kraftvollen Wassers unterstützt die Vorstellung, dass etwas leicht und geschmeidig den Körper berührt und wahlweise, aktiv mitgestaltet, in den vaginalen Innenraum eindringen darf. Nehmen Sie sich für die einzelnen Abschnitte ausreichend Zeit. Versuchen Sie selbst, beim Durchführen mit Ihrer Vorstellung anwesend zu sein.

Ablauf

1. **Einführung:** *Wir machen eine Fantasiereise in die Karibik. Du liegst am Strand mit den Beinen zum Meer. Stelle deine Beine hüftbeit oder breiter auf. Du hörst das Meer und seine Wellen. Das Wasser ist heute smaragdgrün und unglaublich warm. Hin und wieder spürst du ein paar Wellenspritzer an deinen Füßen. Die Wellen kommen und gehen. Bringe dein Becken im Takt der Wellen in ein sanftes Schaukeln.*
2. **Füße:** *Jetzt kommt das Meer schon bis an deine Zehen – und strömt wieder zurück. Die nächste Welle streift die Innenseite deiner Füße – und strömt wieder zurück. Die nächste Welle umspült deine Füße bis hinten zur Ferse – und geht wieder zurück. Es kommt eine Welle nach der anderen. Sie umspielen deine Füße und ziehen leicht den Sand unter ihnen weg.*
3. **Oberschenkel/Gesäß:** *Jetzt gelangt ein kleiner Wasserspritzer an die Innenseite deiner Oberschenkel. Die nächste Welle kommt weiter herauf bis zu deinem Gesäß. Ganz sanft zeichnet sie die Kontur nach und verschwindet wieder. Die nächsten Wellen umspielen schon deutlicher dein Gesäß. Manche gelangen sogar bis an deine Hüfte – und fließen wieder ab. Merkst du, wie die Welle im Zurückgehen ganz langsam deine Haut streift? Das Wasser fließt auch zwischen deinen Gesäßhälften. Jetzt kitzelt eine Welle deinen Anus. Die Wellen werden kräftiger. Die nächste Welle fließt an dir empor, bedeckt den Anus und fließt wieder ab. Das Wasser wandert an deinen Oberschenkeln hoch und fließt wieder ab. Einzelne Tropfen perlen verzögert hinterher. Die nächste Welle kommt bis zu deinem Damm, umschmeichelt ihn und fließt wieder weg.*

4. **Vaginaeingang:** *Die nächste Welle fließt gerade bis an den Eingang deiner Vagina und zieht sich wieder zurück. Es kitzelt ein wenig. Die nächste Welle gelangt bis zur Vagina und möchte gerne weiter hinein. Wenn du das willst, lasse ein oder zwei Tropfen hinein. Jetzt kommt eine noch größere, breite Welle. Sie streicht über deinen Vaginaeingang und fließt wieder ab. Ein paar Tropfen perlen deine Lustlippen herunter. Da kommt eine herrliche noch größere warme Welle. Du kannst dich entscheiden, ob du sie einlassen willst oder nicht. Ob du dich ihr mit dem Becken entgegenbewegen willst oder sie passiv empfangen willst.*
5. **Vulva:** *Eine große warme Welle breitet sich jetzt wie Finger über deiner Vulva aus. Die nächste steigt an deinen inneren Lippen hoch bis zur Klitoris und fließt von da wieder ab. Die nächste Welle fließt außen an den inneren Lustlippen hoch, umspielt sie und fließt wieder ab. Eine warme Welle umschmeichelt die Klitorisperle. Die nächste Welle möchte in dich hineinfließen und fließt wieder ab.*
6. **Das Meer in mir:** *Das Meer steigt an. Du liegst schon halb im warmen Wasser. Das Meer trägt und wiegt dich. Es kommen immer wieder geschmeidige Wellen. Sie wollen in ihrem Rhythmus in deine Vagina hineinströmen. Sie kreisen in ihr, umschmeicheln sie und ziehen sich wieder zurück. Lasse dich von den Wellen bewegen. Genieße die Wärme und das ewig fließende Strömen. Was kannst du tun, dass du das Wasser überall in dir spüren kannst?*
7. **Kräftiges Aufnehmen:** *Das Meer wird stürmischer und die Wellen werden kräftiger. Das Wasser hat große Kraft. Möchtest du diese Kraft aufnehmen und zu deiner Kraft werden lassen? Möchtest du von diesem kräftigen Meer ganz ausgefüllt werden? Dann lasse es in dich hinein und nimm es aktiv auf. Möchtest du es nicht, lasse die starken Wellen um dich herum strömen.*
8. **Ausklang:** *Die Flut geht zurück. Der Wasserspiegel sinkt. Du spürst, wie das Wasser an deiner Haut zurückgeht. Die letzten Wellen spielen um dein Gesäß. Um deine Füße. Du kannst dem Meer noch etwas mit den Füßen folgen, wenn du die Beine ausstreckst. Du liegst im Sand – warm und entspannt. Hinterlasse dort einen tiefen Abdruck von deinem Körper. Komme nun langsam ins Stehen und laufe ein paar Schritte durch den Raum.*

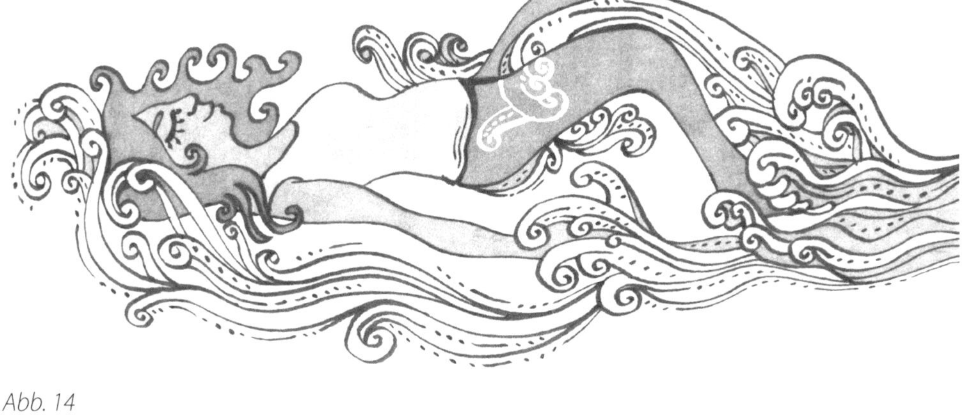

Abb. 14

Reflexion

- Wie fühlt sich mein Körper gerade an? Wie fühlen sich meine Vulva und Vagina gerade an?
- Wie war das Erleben mit dem warmen Meer am und im Körper?
- Was hat mir besonders gefallen oder mich besonders überrascht? Was hat mich irritiert?

Geschlechtsmalerei

- Ziele: Sensibilisierung und Elastizität des Beckenbodens und des Genitals
- Ursprung: Sexocorporel (Ausbildung ZISS)
- Charakter: aktiv, imaginativ
- Intimitätsgrad: mittel–hoch
- Zeitempfehlung: 45 Min.
- Material: wahlweise mit Musik

In dieser Variante der Beckenschaukel kommt Farbe mit ins Spiel. Die Vorstellungsebene von Farben und Formen ist besonders genüsslich und begünstigt das freie Spiel mit dem Becken.

Ablauf

1. **Hinlegen und Spüren** (ruhige Musik)
2. **Beckenschaukel erinnern:** Uhr-Schaukel oder Beckenschaukel im Liegen
3. **Intervall:** *Strecke die Beine aus und ruhe dich einen Moment aus. Spüre, wie dein Rücken, dein Becken und deine Beine auf dem Boden liegen.*
4. **Geschlechtsmalerei:** *Stelle die Beine wieder auf. Jetzt darfst du mit deinem Geschlecht Bilder malen. Du hast dafür natürlich verschiedene Farben zur Auswahl. Stelle dir vor deinem Geschlecht eine große weiße Leinwand vor. Probiere zunächst einmal ein paar Linien aus. Male mit deinem Geschlecht einen senkrechten und dann einen waagerechten Strich. Es entsteht ein Kreuz auf deiner Leinwand. Du kannst auch noch diagonale Striche ausprobieren, dann wird es ein Stern. Kann dein Geschlecht auch einen Kreis zeichnen? Und eine Spirale, die immer enger wird, bis sie ganz klein ist? Und eine Spirale, die immer größer wird, bis sie die Leinwand verlässt? Willst du die Farbe wechseln? Male jetzt, was du willst. Vielleicht magst du dich mit Blumen, Bäumen oder Tieren probieren. Oder du entscheidest dich für ein abstraktes Kunstwerk. Spüre, wie bei der Geschlechtsmalerei dein ganzer Körper mitbewegt wird. Jetzt versuchen wir uns in Emotionsmalerei. Die Leinwand ist jetzt wieder weiß. Male einmal ein Bild zu »Ärger«. Male einmal ein Bild zu »Liebe«. Male einmal ein Bild zu »Lust«. Dann unterschreibe dein Gemälde. Hat dein Geschlecht die gleiche Unterschrift wie deine Hand?*
5. **Ausklang:** *Strecke die Beine aus und ruhe dich aus. Spüre, wie dein Rücken, dein Becken und deine Beine auf dem Boden liegen. Nimm deinen gesamten Körper wahr. Wie fühlt sich dein Becken gerade an? Wie geht es deinem Gefühlsraum?*

Reflexion

- ➢ Wie habe ich während des Malens mein Geschlecht empfunden?
- ➢ Welche Farben und Formen haben ihm besonders Spaß gemacht?
- ➢ Wie habe ich das Malen der Emotionen erlebt? Was gab es für unterschiedliche Kräfte im Geschlecht?

Schaukel und Berührung

- Ziele: Verbindung von der Doppelten Schaukel mit Selbstberührungen, Varianz
- Ursprung: Sexocorporel (Ausbildung ZISS)
- Charakter: meditativ
- Intimitätsgrad: hoch
- Zeitempfehlung: 45 Min.
- Material: –

In dieser Übung wird die Doppelte Schaukel mit Selbstberührungen verbunden. Der Fokus wandert und die Bewegung liegt wie selbstverständlich unter dem Berührungsgeschehen. Die Übung unterstützt dabei, die Bewegung der Doppelten Schaukel in eine komplexere Sinneswelt zu intergrieren.

Ablauf

1. **Hinlegen und Spüren**
2. **Freies Becken:** *Stelle die Beine auf. Lasse die Hände links und rechts neben dem Körper liegen. Bringe dein Becken, so wie es ihm gerade gefällt, in Bewegung. Fühle, wie sich die Bewegung deines Beckens auf den ganzen Körper auswirkt.*
3. **Doppelte Schaukel:** *Lasse die Bewegung deines Beckens in eine Schaukelbewegung übergehen. Mache sie mit so wenig Anstrengung wie nötig. Spüre, wie sich der Oberkörper dazu bewegt. Wie sich das Brustbein hebt und wieder absenkt. Wie der Kopf ganz leicht dazu schaukelt. Diese Bewegung soll nun wie ein Grundrhythmus unter allen weiteren Bewegungen konstant bleiben. Lasse sie automatisch werden.*
4. **Hände:** *Beginne jetzt dazu mit den Fingern den Boden zu ertasten. Ertaste zunächst eine winzig kleine Stelle, dann eine größere Stelle. Taste, fühle, spiele mit dem, was du wahrnimmst. Lasse die Bewegung jetzt größer werden, sodass sich ebenso das Ellenbogengelenk mitbewegt. Und dann auch das Schultergelenk. Jetzt fängt auch der andere Arm an sich zu bewegen. Die Hände entdecken den Körper. Sie beginnen über den Körper zu wandern. Nach einer Weile entdeckt dein Körper auch deine Hände und fängt an ihnen zu begegnen. Spürst du noch, was sich eigentlich bewegt? Die Hände oder der Körper?*
5. **Ausklang:** *Die Bewegungen werden kleiner und kleiner. Bis sie so klein sind, dass man sie gar nicht sehen kann. Spüre nach.*

Reflexion

- Wie nehme ich meinen Körper gerade wahr?
- Wie habe ich die Verbindung zwischen Bewegungen des Rumpfes und den Bewegungen und Berührungen der Hände und Arme erlebt? Wie verändert sich der Fokus der Aufmerksamkeit?

Beckenboden-Wellness

- Ziele: Sensibilisierung und Kräftigung des Beckenbodens, Luststeigerung
- Ursprung: Sexocorporel (Ausbildung ZISS)
- Charakter: aktiv
- Intimitätsgrad: niedrig
- Zeitempfehlung: 10 Min.
- Material: Bildmaterial von der Beckenbodenmuskulatur, Sitzkissen

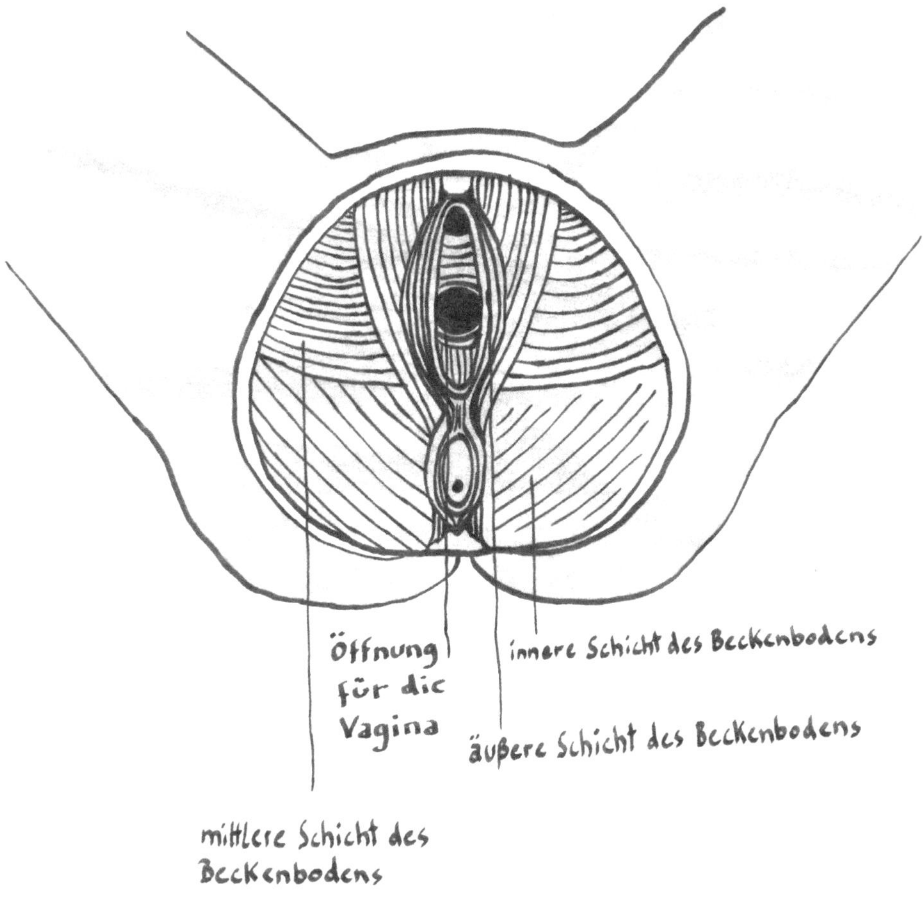

Abb. 15

Der Beckenboden ist ein wichtiges Kraftzentrum des Körpers. Er ist daran beteiligt, die Organe zu tragen, unterstützt die Wirbelsäule in ihrer Aufrichtung und ermöglicht sämtliche feine Bewegungsabläufe des Menschen. Er entlastet die Beine sowie die Hüftgelenke und ermöglicht ein Gefühl von innerem Halt (Tanzberger, 2004). Ein aktiver und flexibler Beckenboden steigert laut einer Studie von 2006 die Lust und fördert die Orgasmusfähigkeit (vgl. Soeder et al., 2006).

Der Beckenboden liegt im unteren Becken. Sein Geflecht aus Muskeln, Bindegewebe und Bändern befindet sich zwei bis drei Zentimeter unter der Hautoberfläche, verschließt das nach unten offene knöcherne Becken und verbindet die Innenseiten der Knochen. Man kann sich dieses elastische muskuläre Diaphragma wie einen breiten elastischen trichterförmigen Gurt vorstellen. Er ist aus drei Muskelschichten aufgebaut. Die *innere Schicht* ist die stabilste und breiteste und ist im gesamten inneren Beckenraum aufgespannt. Sie zieht sich vom Schambein bis zum Steißbein. Die *mittlere Schicht* verläuft fächerförmig quer zwischen den Sitzbeinhöckern. Die *äußere Schicht* verläuft wie eine Acht um die Schließmuskeln des Afters, der Scheide und der Harnröhre. Unter Anspannung kann der Harnstrahl unterbrochen werden, unter Entspannung kann sich die Blase entleeren. Beim Husten, Springen und Niesen verhindert sie einen ungewollten Urinabgang.

Das Beckenbodentraining basiert ursprünglich auf den Kegelübungen, die der Gynäkologe Dr. Arnold Kegel in den 1950er Jahren entwickelt hat. Heute haben sich die Zugänge durch die Erweiterung des Wissens um den Beckenboden deutlich verändert und vervielfältigt (vgl. Oeftering, 2006). Die vorliegende Methode bietet einen Einstieg in die Wahrnehmung des Beckenbodens. Es geht dabei nicht um Muskeltraining, sondern um eine sanfte Mobilisierung und Flexibilisierung dieser Muskelschicht. Verbinden Sie diese Methode mit einem inhaltlichen Input zum Beckenboden.

Ablauf

1. **Sitzen und Spüren:** *Setze dich auf ein Sitzkissen. Deine Wirbelsäule ist aufrecht, sodass sich Rücken, Nacken und Schultern entspannen können. Neige deinen Kopf dabei leicht nach vorne. Schließe deine Augen und spüre deinen Körper. Nimm deinen Beckenboden wahr.*
2. **Anspannen und entspannen:** *Kannst du ihn anspannen? Und wieder loslassen? Verändert sich der Kontakt zum Kissen dabei? Gibt es einen kleinen Druck gegen das Kissen? Mache das ein paarmal in deinem Rhythmus. Schau, ob sich die Atmung um das Anspannen und Lösen des Beckenbodens organisiert.* (1 Min.) *Nimm wahr, wie sich beim Einatmen der Beckenboden ganz leicht nach unten senkt und beim Ausatmen ganz leicht in der Vagina aufsteigt.*
3. **Hochziehen und Herauslassen:** *Nun stelle dir vor, dass das Zusammenziehen des Beckenbodens ein Hochziehen ist. So, als könntest du damit etwas sanft in dich hineinziehen und beim Loslassen wieder herauslassen. Dann lasse den Beckenboden ruhen.*
4. **Geschwindigkeit:** *Wiederhole beide Bewegungen in einem schnelleren Tempo ungefähr sieben Mal. Und dann führe sie in Zeitlupentempo ungefähr sieben Mal aus. Ruhe deinen Beckenboden aus und spüre nach.*
5. **Halten:** *Versuche einmal im langsam Tempo »etwas« mit dem Beckenboden in deine Vagina zu ziehen. Dann halte es einen Moment lang in dir fest. Lass es langsam und sanft wieder hinaus wandern. Wiederhole das einige Male.*
6. **Ausklang:** *Halte inne. Wie nimmst du deinen Beckenboden jetzt wahr? Erlaube deinem Beckenboden weich und elastisch zu sein.*

Variationen

Um den Beckenboden über die Innenwahrnehmung hinaus gut kennenzulernen, empfiehlt es sich, ihn ebenso mit den Fingern zu erkunden. So eignet sich die Hausaufgabe, im privaten Raum den Finger in die Vagina zu führen und dabei die Bewegungen des Beckenbodens wahrzunehmen und zu erkunden. Außerdem können dabei die vaginalen Innenwände und die Beschaffenheit und Sensibilität des Muttermundes gut erforscht werden (vgl. Lange et al., 2013).

Sitz-Schaukel und Beckenbodenwahrnehmung

- Ziele: Wahrnehmungssteigerung im vaginalen Innenraum und des Beckenbodens, Gestaltung der Erregungssteigerung
- Ursprung: Sexocorporel (Ausbildung ZISS)
- Charakter: meditativ
- Intimitätsgrad: mittel
- Zeitempfehlung: 45 Min.
- Material: Matten

Diese Position entspricht der sexuellen Praktik der Reiterstellung, die von vielen Frauen praktiziert wird. Diese Variante der Beckenschaukel kann mit der Methode »Yoni-Atmung« wunderbar kombiniert werden.

Ablauf

1. **Sitzen und spüren:** *Setze dich kniend auf dein Sitzkissen. Schließe deine Augen. Lasse deinen Kiefer locker. Welche Bereiche des Körpers haben Kontakt mit der Unterlage? Kannst du deinen Beckenboden spüren? Kannst du deine Sitzbeinhöcker spüren?*
2. **Sitzbeinhöcker:** *Verlagere dein Gewicht zum rechten und dann zum linken Sitzbeinhöcker. Wiederhole das und spüre, wie dein Beckenboden beim Wandern von einer zur anderen Seite den Kontakt zum Kissen verändert. Nimm wahr, wie dein Oberkörper sich dazu bewegt. Ist er wie ein Pendel? Oder macht die Wirbelsäule eine Schlängelbewegung? Probiere beides aus.*
3. **Uhrzeigersinn:** *Bewege dich jetzt auf den linken Sitzbeinhöcker. Bewege dich von dort aus nach vorne zum Schambein. Von dort bewege dich auf den rechten Sitzbeinhöcker, dann nach hinten auf das Steißbein und wieder auf den linken Sitzbeinhöcker. Mache einige dieser Kreise. Lasse den Kopf dabei zentriert in der Mitte und bewege deinen Körper kreisend um deine Mitte.*
4. **Beckenboden:** *Spanne den Beckenboden langsam und geschmeidig an, wenn du von rechts nach hinten wanderst. Wenn du dich nach vorne bewegst, lasse den Beckenboden wieder langsam los. Mache das einige Male.*
5. **Intervall:** *Komm in die Mitte zurück. Nimm wahr, wie sich dein Becken gerade anfühlt.*
6. **Gegen den Uhrzeigersinn:** *Stelle dir vor, wie die Beckenbewegung entgegen dem Uhrzeigersinn kreisen würde. Wenn du es dir vorstellen kannst, führe diese Bewegung aus. Verbinde die Bewegung jetzt wieder mit dem An- und Enspannen des Beckenbodens.*
7. **Intervall:** *Komme in die Mitte zurück. Nimm wahr, wie sich dein Becken gerade anfühlt.*
8. **Sitz-Schaukel:** *Rolle dein Becken nach unten vorn zum Schambein und von dort nach hinten unten zum Steißbein. Spüre, wie die Schaukelbewegung entsteht. Dann verbinde die Bewegung bewusst mit deinem Atem. Einatmend rollst du nach vorne zum Schambein, ausatmend nach hinten zum Steißbein. Wenn sich die Bewegung gut eingeschaukelt hat, richte deine Wahrnehmung wieder auf den Beckenboden. Ziehe den Beckenboden ganz*

minimal und sanft nach innen, wenn du zum Steißbein rollst, und lasse ihn wieder ganz geschmeidig los, sodass er sich in Richtung Kissen weitet, wenn dein Becken nach vorne zum Schambein rollt. Wenn du das ein paarmal für dich probiert hast, lass wieder ab davon und schaukele ohne einen bestimmten Fokus weiter.

9. **Obere Schaukel:** *Lege jetzt eine Hand auf deinen Bauch und eine Hand auf dein Brustbein. Was passiert mit den Händen, wenn du einatmest? Hebt sich die Hand auf dem Brustbein? Und wenn du ausatmest? Senkt sich die Hand? Wie verhält sich die Hand, die auf dem Bauch liegt? Bewegt sie sich? Wie bewegt sich der Kopf dazu? Lasse dein Kinn beim Einatmen leicht nach vorne sinken. Richte beim Ausatmen den Kopf wieder auf. Spüre, wie deine ganze Körperachse vom Becken ausgehend gleichmäßig bewegt wird.*
10. **Geschwindigkeit:** *Spiel mit der Intensität der Bewegung. Steigere die Geschwindigkeit. Und verlangsame sie bis ins Zeitlupentempo. Wie fühlen sich die unterschiedlichen Tempi an? Was nimmst du in hohem Tempo am stärksten wahr? Welche Empfindungen stehen im langsamen Tempo im Vordergrund?*
11. **Ausklang:** *Lasse die Bewegung ausklingen. Stehe langsam auf. Laufe durch den Raum. Wie fühlt sich dein Becken dabei an?*

5 Berührung

Berührungen spielen zeitlebens eine bedeutsame Rolle für die Lebensgestaltung. Die Wahrnehmung von Berührungen vollzieht sich über unsere Haut. Sie umhüllt uns vollständig und ist das früheste und empfindsamste Organ, das erste Medium, das uns zur Kommunikation zur Verfügung steht (vgl. Montagu, 1995). In der Sexualität ermöglichen präsente Berührungen einen intensiven Kontakt miteinander und sind wesentliche sinnliche Erregungsquellen. Routinierte und teilnahmslose Berührungen verlieren jedoch ihren Sinngehalt und hinterlassen häufig mehr Gefühle des Getrenntseins als der Verbundenheit. Deshalb spielt für die Qualität der Berührung die Präsenz im Kontakt und insbesondere in den Händen eine wichtige Rolle (vgl. Kabat-Zinn, 2013).

Im Folgenden stehen Methoden im Vordergrund, die Selbstberührungsqualitäten erforschen sowie Erfahrungsräume mit Körperkontakten öffnen. Berührung bezieht sich sowohl auf Augenkontakt als auch auf indirekten Körperkontakt und direkten Hautkontakt. Über die damit einhergehende Achtsamkeit werden die Teilnehmerinnen weicher im Fühlen, empfindsamer in ihrem Körper und offener für die Verbindung zueinander. Die im Folgenden vorgestellten Methoden dienen der Erforschung des eigenen Lusterlebens, von Begegnungsqualitäten und der Dynamik von Begehren. Gleichermaßen fördern sie das Feingespür für die individuelle Nähe-Distanz-Regulation.

Rücken-Date

- Ziele: Kommunikation über den Körper, Sensibilisierung für Körpersignale
- Ursprung: Sexocorporel (Ausbildung ZISS)
- Charakter: interaktiv, humorvoll
- Intimitätsgrad: niedrig–mittel
- Zeitempfehlung: 30 Min. (2 Mal 15 Min.)
- Material: –

Diese Methode erforscht den Körperkontakt über eine Rückenbegegnung, die sich für die meisten Menschen recht schnell eingehen lässt. Die Methode wirft spannende Fragen des Körperkontakts auf: Was mache und brauche ich, um dich gut spüren zu können? Wann strengt mich der Kontakt an? Wann belebt er mich? Stehe ich gut in meiner Mitte oder kippe ich auf die Partnerin oder von ihr weg? Das Führen und das Folgen sind unterschiedliche, doch beide sehr aktive Bewegungsqualitäten. Ist die Wahrnehmung für diese geschärft, kann auch in sexuellen Begegnungen das Dialogische, »der Tanz« stärker wahrgenommen und genossen werden.

Ablauf

1. **Paarfindung:** *Suche dir spontan eine Partnerin, die ähnlich groß ist wie du. Legt fest, wer Person A und wer Person B ist.*
2. **Rücken-Date:** *Eure Rücken haben heute ein Date – ihr erstes Date. Stellt euch dazu Rücken an Rücken aneinander – so, dass ihr noch gut stehen könnt und sich möglichst viel Rückenfläche berührt. Steht dabei entspannt und sicher auf beiden Beinen. Lasst die Knie und das Becken bewusst locker. Nehmt den Rückenkontakt wahr. Welche Stellen haben Kontakt? Welche Stellen kommen nicht in Berührung? Kannst du deinen Atem wahrnehmen? Und den deiner Partnerin? Wie fühlt sich dein Rücken-Date bisher an? Was spürst du? Nimm es wahr, ohne es auszusprechen.*
3. **Bewegungsimpulse:** Person A beginnt, über den Rücken kleine Bewegungsimpulse zu B zu schicken. B nimmt diese auf und folgt ihnen mit ihrem Körper. (3 Min.)

   Dann wechselt die Rollen. Jetzt schickt B kleine Bewegungsimpulse über den Rücken in den Körper von A. (3 Min.) *Im nächsten Schritt seid ihr beide Führende und Folgende, ohne dass ihr absprecht, wer gerade Impulsgeberin oder -empfängerin ist. Die Impulse können im ständigen Wechsel erfolgen.* (3 Min.)
4. **Intervall:** *Haltet einen Moment inne. Kommt gut in eure Achse zurück. Steht locker auf beiden Beinen. Wie fühlt sich der Rückenkontakt jetzt gerade an?* (1 Min.)
5. **Mit dem Rücken führen:** *Person A beginnt jetzt, Person B über den Rückenkontakt im Raum zu führen. Probiere aus, wie es gelingt, deine Partnerin zu schieben, zu stoppen oder sie langsam folgen zu lassen.* (3 Min.)

   Nehmt einen Rollentausch vor. Jetzt führt Person B auf gleiche Weise. (3 Min.)
6. **Rückenrangelei:** *Im nächsten Schritt dürft ihr beide aktiv führen. Verschafft euch über*

den Rücken Gehör. Gebt mehr Gewicht in den Körpereinsatz, rangelt, schiebt, wenn es nötig ist. (3 Min.)

7. **Intervall:** *Haltet einen Moment inne. Kommt gut in eure Achse zurück. Steht locker auf beiden Beinen. Wie fühlt sich der Rückenkontakt jetzt gerade an?* (1 Min.)
8. **Rückentanz:** *Jetzt kommt zum Abschluss noch einmal in fließende Bewegungen mit dem ganzen Körper: mit dem oberen und dem unteren Rücken, dem Becken, den Beinen ... Seid erneut Impulsgeberin und -empfängerin zugleich und tanzt einen Rückentanz* (3 Min.)
9. **Atem-Ausklang:** *Haltet inne. Bleibt noch mit den Rückenflächen im Kontakt. Spüre deinen Atem. Kannst du auch den Atem deiner Partnerin wahrnehmen? Gelingt es, einen gemeinsamen Atemrhythmus zu finden? Lasst über den Atem kleine Mikrobewegungen eurer Rücken entstehen.* (3 Min.)
10. *Jetzt löse dich ganz langsam von deiner Partnerin. Millimeter für Millimeter. Spüre in den Raum hinter deinem Rücken. Wie lange kannst du deine Partnerin noch wahrnehmen?*

Reflexion

- Wie erging es mir in der führenden Rolle?
- Wie erging es mir in der folgenden Rolle? Konnte ich die Impulse wahrnehmen und aufnehmen?
- Wann habe ich den Kontakt intensiv und wann weniger intensiv erlebt?
- Was lässt sich davon auf die Sexualität übertragen?

Blickkontakt

- Ziele: Präsenz, Nähe-Distanz-Regulierung, Erforschen von Begegnungsqualitäten und Intimität
- Ursprung: angelehnt an Neo-Tantra (Seminar bei Regina Heckert)
- Charakter: meditativ
- Intimitätsgrad: mittel–hoch
- Zeitempfehlung: 30 Min.
- Material: Zimbel

Blickkontakt ist eine der intimsten Formen zwischenmenschlichen Kontakts. Schnarch beschreibt, dass eine intensive sexuelle Intimität erst beim Sex »mit offenen Augen« möglich ist. Mit der Begegnung von Auge zu Auge sind große Nähe, feine Kommunikation und tieferes Verständnis möglich. Sie stärkt die Bindung der beiden Partner*innen. Doch gleichermaßen wird das Sichtbarwerden »im Innersten« für viele Menschen als bedrohlich wahrgenommen. Es ist mit Angst vor Ablehnung oder der Angst vor dem Sichverlieren im Anderen verbunden (Schnarch, 2004).

Blickkontakt als Methode eignet sich besonders gut, um das Erleben von Begegnungen zu erforschen. Wie fühlt sich der Kontakt an, wenn ich tief in mir versunken bin? Wie, wenn ich mich vollkommen mit meiner Aufmerksamkeit, meiner Körperhaltung, meinen Gedanken in meinem Gegenüber »verliere«? Wie fühlt sich die Begegnung in Zentrierung an, wenn ich mit einem Teil der Aufmerksamkeit bei mir selbst, mit einem anderen Teil bei meinem Gegenüber verweile?

In dieser Methode geht es darum, sich über Augenkontakt zu begegnen. Die Präsenz und die Langsamkeit verändern das Energieniveau der Begegnung, sodass der schlichte Augenkontakt sehr intensiv und intim empfunden werden kann. Die Wahrnehmung des gegenwärtigen Bedürfnisses nach Nähe oder Distanz wird bestärkt. Die Stille, die starke Ausrichtung auf die Selbstwahrnehmung sowie die klar geführten Begegnungen geben dieser Übung einen meditativen und ritualisierten Charakter.

Ablauf

Die Gruppe bewegt sich locker durch den Raum. Leiten Sie die Kontaktphasen an, um das Halten der Präsenz und die Intimität der Kontakte zu erleichtern. Reagieren Sie flexibel auf das, was an Dynamik in der Gruppe entsteht.

1. **Raumlauf und Atem:** *Stellt euch verteilt im Raum auf. Richte deine Aufmerksamkeit auf deinen Atem.*

   Bleibe mit deiner Aufmerksamkeit bei deinem Atem und beginne durch den Raum zu laufen.
2. **Raumlauf mit Blickkontakt:** *Wenn du an einer anderen Teilnehmerin vorbeigehst, gehe in flüchtigen Blickkontakt. Bleib dabei weiterhin in der Wahrnehmung des Atems.* (1 Min.)

3. **Begegnung – Abstandsregulierung:** *Bleibe nun vor einer anderen Frau stehen und gehe in Blickkontakt. Nimm wahr, wie sich der Abstand im Moment zwischen euch für dich anfühlt. Wie müsste der Abstand im Moment aussehen, mit dem du dich im Augenkontakt wirklich wohlfühlen würdest? Korrigiere mutig nach deinem inneren Maß den Zwischenraum. Die Nähe oder die Distanz gilt dabei nicht als Sympathie- oder Antipathie-Bekundung. Vielmehr öffnet ein stimmiger Abstand einen Raum, in dem eine entspannte Begegnung zwischen euch möglich ist. Gehe also etwas näher an deine Partnerin heran oder ein paar Schritte zurück. Spüre, wie sich diese Veränderung in deinem Körper anfühlt. Ihr könnt beide den Abstand so lange verändern, bis ihr einen Abstand gefunden habt, mit dem ihr beide einverstanden seid.* (1–3 Min.)
4. **Begegnung – Blickkontakt:** *Dann gehe in dieser Position bewusst in Blickkontakt. Schau in diese anderen Augen deines Gegenübers – schau entspannt in sie hinein und nimm wahr, welche Farben und Tiefen dir darin begegnen. Wenn du bemerkst, dass du dich in Gedanken verlierst oder sich deine Augen anspannen, schließe die Augen. Gehe in die Wahrnehmung deines Atems, bis du dich zentriert fühlst. Dann öffne die Augen wieder. Schaue neu in diese anderen Augen hinein. Wenn die Zimbel erklingt, beendet mit einem Nicken den Kontakt und geht weiter im Raum (drei bis vier unterschiedliche Begegnungen).* (3 Min.)

Reflexion

- Wie ging es mir damit, den Abstand für mich klar zu steuern?
- Wie ging es mir mit dem Nähe-Distanz-Bedürfnis meiner Partnerin?
- Wie habe ich den Blickkontakt erlebt? Was war besonders herausfordernd?
- Wann habe ich den Kontakt besonders stark empfunden und wann ist er mir verloren gegangen? Und was begünstigt es, im Kontakt mit einer anderen Person und doch bei mir (zentriert) zu sein?
- Wie ergeht es mir damit sonst im Alltag?
- Wie erlebe ich Blickkontakt beim Sex?

Spiegeltanz

- Ziele: Präsenz im Kontakt, Führen und Folgen, Intensivierung von Kontakt
- Ursprung: Sexocorporel (Seminar Peter Gehrig)
- Charakter: aktiv, spielerisch, expressiv
- Intimitätsgrad: mittel
- Zeitempfehlung: 30 Min.
- Material: –

Diese Übung ist ein Tanz zu zweit, in dem das gegenseitige Spüren ohne direkte Berührung erforscht und gestärkt wird. Im Tanz gibt es führende und folgende Rollen. Die Übung ermöglicht, diese beiden Qualitäten sowie Rhythmus und Intensität zu untersuchen und auf die Sexualität zu übertragen.

Ablauf

1. **Paarfindung:** *Findet euch paarweise zusammen. Legt fest, wer A und wer B ist.*
2. **Spiegeltanz:** *Stellt euch nun einander gegenüber. Haltet die Hände mit den Handflächen nach vorn zu eurer Partnerin, sodass sie direkt gegenüber sind. A beginnt als Führende, B als Folgende. A bewegt nun ihre Hände vor ihrem Körper, wie sie es möchte. Es können Bewegungen nach oben, unten oder seitlich sein, die beiden Hände können sich immer parallel oder auch verschieden bewegen. Erlaube deinem Körper, sich dabei organisch zu der Führung deiner Hände mitzubewegen. Als Folgende spiegele mit deinen Händen die Bewegungen deiner Partnerin.* (3–4 Min.)
3. **Rollentausch**
4. **Kurzer Austausch zu zweit**
5. **Intensivierung:** *Nun ist A wieder in der Führung. A hat den Auftrag, B über die Bewegungen der Hände stärker zu aktivieren. Versuche Verschiedenes aus. Beobachte, welche Bewegungen dabei am besten funktionieren. Sind es die schnellen? Die langsamen? Die chaotischen? Die geordneten? Die, die den ganzen Körper in Bewegung bringen, oder die mit einer Ruheposition einhergehen? B folgt.* (3–4 Min.)
6. **Rollentausch**
7. **Kurzer Austausch zu zweit**
8. **Geschwindigkeits-Crash:** *A ist wieder die Führende und B die Folgende. In dieser Runde ist A besonders schnell in den Bewegungen, während B bewusst verzögert. Beobachtet neugierig, welche Dynamik sich zwischen euch einstellt.* (3–4 Min.).
9. **Rollentausch**
10. **Kurzer Austausch zu zweit**

Reflexion

- Wie habe ich meinen Körper, meine Emotionen, meine Gedanken in der führenden/folgenden Rolle erlebt? Was konnte ich genießen, was hat mich angestrengt?
- Wann war der erlebte Kontakt am stärksten? Wann am schwächsten?
- Wie gelingt es, meine Partnerin durch meine Bewegungen und Rhythmen in gesteigerte Intensität zu versetzen?
- Wie erlebe ich das Führen und Folgen in der Sexualität? Wann erlebe ich den intensivsten Kontakt mit meinen Sexualpartner*innen?

Prickelnder Abstand

- Ziele: Kommunikation über den Körper, Verbindung von Distanz und Begehren wahrnehmen
- Ursprung: Sexocorporel (Ausbildung ZISS)
- Charakter: interaktiv, lustvoll
- Intimitätsgrad: mittel–hoch
- Zeitempfehlung: 30 Min.
- Material: –

Die Übung verdeutlicht ein wesentliches Prinzip des sexuellen Begehrens. Sexuelles Begehren ist nicht die Erfüllung des sexuellen Bedürfnisses, sondern der Appetit auf eine sexuelle Begegnung. Es setzt die Fähigkeit voraus, den sexuellen Genuss in Gedanken vorwegzunehmen. Das ist nur möglich, wenn auf positive sexuelle Erfahrungen zurückgegriffen werden kann. Allein durch die mentale Vorwegnahme setzt eine stärkere Durchblutung ein und die Körperwahrnehmung intensiviert sich. Begehren wird besonders stark empfunden, wenn wir gelernt haben, den räumlichen Abstand erotisch aufzuladen, und er nicht vordergründig Verlustängste auslöst. Erst durch diese positive Aufladung der Distanz kann Begehren entstehen. Die Übung macht dies auf spielerische Weise erfahrbar.

Demonstrieren Sie den Ablauf unbedingt im Vorfeld. Das schafft Orientierung und Sicherheit.

Ablauf

1. **Paarfindung:** *Sucht euch spontan eine Partnerin. Legt fest, wer zuerst Person A und wer Person B ist. Ihr seid Übungspartnerinnen zur Erforschung des Begehrens. Dabei spielt es keine Rolle, ob ihr euch anziehend findet oder nicht, sondern darum, zu erkunden, wie ich selbst mein Begehren steuern und gestalten kann.*
2. **Distanz spüren:** *Als A stehst du mit dem Rücken zu deiner Partnerin. Als B stehst du ca. vier Meter hinter A. B ist der aktive Part, A ist aufmerksam und wach. Für B: Spüre den Raum zwischen euch. Atme mit leicht geöffnetem Mund diesem Zwischenraum entgegen. »Eratme« deine Partnerin.* (1 Min.)
3. **Distanz minimieren:** *Gehe jetzt als B in ganz langsamen Schritten auf deine Partnerin zu. Bleibe immer wieder einmal stehen und spüre ganz bewusst den Zwischenraum. Komme dann direkt am Rücken von A zum Stehen, aber lasse einen kleinen Abstand zwischen euren Körpern. Es gibt keine Berührung. Zwischen euch ist noch ein Abstand, ich nenne ihn im Folgenden den Rücken-Umraum.* (3 Min.)
4. **Umraum streicheln:** *Beginne nun als B den Rücken-Umraum von A zu streicheln. Stelle dir vor, wie es wäre, den Rücken und die Arme von A tatsächlich zu berühren. Was spürst du, A?* (½ Min.)
5. **Rücken streicheln:** *Wenn es für dich passt und A mit einem Kopfnicken ihr Einverständnis gibt, streichele nun hauchzart den Rücken von A.* (½ Min.)

6. **Erneut Distanz schaffen:** *Wende dich jetzt langsam wieder ab. Gehe ganz langsam zu dem Platz, von dem du gekommen bist. Atme weiter. Bleibe zwischendurch stehen. Spürst du A noch? Schaue ganz ruhig zu A zurück.* (2 Min.)
7. **Folge-Sog:** *Und als A: Kannst du B noch in deinem Rücken wahrnehmen? Wenn du den Impuls hast dich umzudrehen, tu es. Wenn du als A das Bedürfnis verspürst, B zu folgen, tu es.*
8. *Dann tauscht die Rollen.*

Reflexion

- Wie waren die verschiedenen Rollen für mich?
- Wie waren die einzelnen Etappen des Kontakts für mich?
- Wie habe ich den Abstand erlebt? Verunsichernd? Wohlig? Prickelnd?
- Wie hat sich das in meinen Körper geäußert?
- Welche Rolle hat für mich der Atem gespielt?
- Wie habe ich meine Partnerin wahrgenommen?
- Wie erlebe ich mein Begehren im Alltag?

Kampf der Schakale

- Ziele: Intensität und Kraft spüren, sich Raum nehmen, Zentrierung, Grounding
- Ursprung: Sexocorporel (Ausbildung ZISS)
- Charakter: kraft- und lustvoll
- Intimitätsgrad: mittel
- Zeitempfehlung: 30 Min.
- Material: Decken oder feste Tücher

Diese Methode ist ein Energizer. Sie spielt mit einem kraftvollen Kontakt, ohne dass tatsächliche Berührungen stattfinden. Sie verbindet die Kraft des Körpers und der Bewegung durch ein gutes Grounding mit der Kraft der Stimme. Es kann »wild und gefährlich« zugehen, wie bei den Schakalen. Achten Sie darauf, dass genügend Platz im Raum ist.

Ablauf

1. **Paarfindung:** *Sucht euch spontan eine Partnerin, die ähnlich kräftig scheint wie ihr. Zieht eure Schuhe und Strümpfe aus, damit ihr nicht rutscht. Nehmt euch eine Decke, faltet sie schmal und haltet sie mit beiden Händen so, dass sie wie ein Seil zwischen euch hängt.*
2. **Lockerer Stand:** *Stellt euch hüftbreit oder breiter auf, lasst die Knie locker.*
3. **Gleichgewicht:** Die Aufgabe ist, den eingenommenen Stand nicht zu verlassen. *Nun beginnt über das Ziehen an der Decke miteinander zu ringen. Versucht euch aus dem Gleichgewicht zu bringen. Spürst du die Kraft deiner Partnerin? Spürst du deine eigene Kraft? Wie schaffst du es, deine Partnerin aus dem Lot zu bringen und selbst stabil und zentriert zu sein? Was musst du dafür verändern?*
4. **Kampf:** *Jetzt verwandelt euch in gefährliche Schakale, die das Tuch, gleich einer Beute, für sich in Besitz nehmen wollen. Nimm bei diesem spielerischen Kräftemessen Laute und Geräusche hinzu und erlaube, dass die Kraft deiner Stimme deine körperliche Power unterstützt.*
5. **Worte:** *Probiert es jetzt mit Worten: »Ich will! Ich nehme mir …!« Bleibe locker in deinen Knien. Sprich aus der Tiefe deines Körperzentrums. Wie fühlt sich die Kraft der Worte an?*
6. **Ausklang:** *Dann kommt zur Ruhe. Spürt nach, wie sich eurer Körper nach dem Kampf der Schakale anfühlt.*

Reflexion

- Wie ist es mir gelungen, zentriert und geerdet mit meiner Kraft zu bleiben?
- Wie habe ich die Intensität des Körpers, der Laute, der Worte wahrgenommen?
- Wie habe ich den Kontakt erlebt?
- Wie lässt sich die Erfahrung auf die Sexualität übertragen?

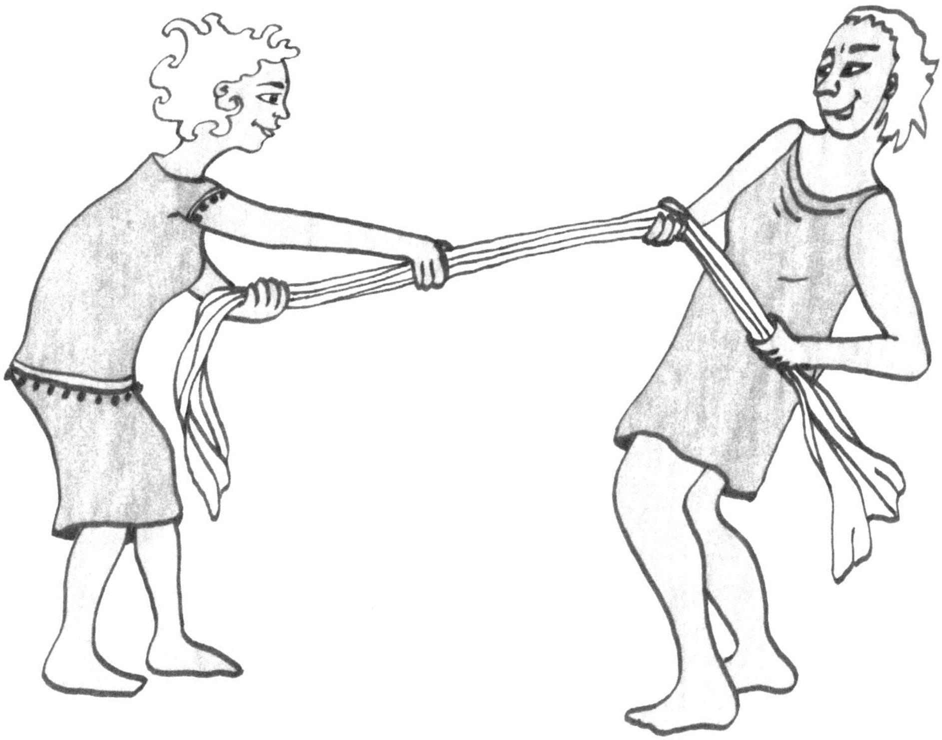

Abb. 16

Sesam, öffne dich!

- Ziele: Verständnis für die Logik der Vagina, lustvolle Grenzverwaltung
- Ursprung: modifiziert aus Paartherapie, genauer Ursprung unbekannt
- Charakter: ruhig
- Intimitätsgrad: niedrig–mittel
- Zeitempfehlung: 10 Min. + 15. Min. Diskussionszeit
- Material: –

Die Sesampflanze ist eine Pflanze, deren Fruchtkapsel sich erst öffnen muss, bevor man an den Samen kommt. Deshalb ist hier Geduld gefragt, um den richtigen Zeitpunkt der Ernte abzupassen. So lautete schon in dem Märchen »Ali Baba und die 40 Räuber« die geheime Formel »Sesam, öffne dich!«, die den Berg wohlwollend stimmte, sodass dieser gerne Zutritt zum Schatz in seinem Inneren gewährte.

Mit unserem Körpergespür verhält es sich ähnlich. Der Körper weiß, wann, mit wem, unter welchen Bedingungen er sich für Berührungen »öffnen« oder »schließen« möchte. Er gibt uns Signale, die wir direkt wahrnehmen können. Viele Frauen sind unsicher im Umgang mit den Signalen ihres Körpers. Sie nehmen ihre Grenzen nur vage wahr oder gehen willentlich über sie hinweg, weil sie schneller für sexuelle Kontakte »bereit« sein wollen, als es ihr Körper eigentlich ist – vor allem wenn es um genitale Berührungen oder um »Besuche« im vaginalen Innenraum geht.

Diese Methode ist ein spannendes Übungsfeld, um sich von der Logik des Körpers faszinieren zu lassen, auf seine Signale zu lauschen und diese mutig ernst zu nehmen. Die Methode wird an der Hand erprobt und kann dann zu Hause auf den gesamten Körper und das Genital übertragen werden.

Ablauf

1. **Paarfindung:** *Findet euch paarweise zusammen. Entscheidet, wer A und wer B ist.*
2. **Sesam, öffne dich:** *A verschließt eine Hand ganz fest zu einer Faust. B hat nun die Aufgabe, den verschlossenen Berg, also die Hand von A zu öffnen. Wie fühlt sich diese verschlossene Hand für dich an? Welche unterschiedlichen Impulse hast du, die Faust zu öffnen? Probiere, mit allen ethisch und moralisch vertretbaren Mitteln die Faust in einer Minute zu öffnen. Es kann gelingen, aber vielleicht bleibt die Faust auch verschlossen. Probiere aus.*
3. **Rollentausch:** *Jetzt tauscht die Rollen.*
4. **Austausch:** *Nehmt euch einen Augenblick Zeit, das Erlebte miteinander auszutauschen.*

Reflexion

- Wie habe ich meine Hand in der verschlossenen Position während des Vorgangs empfunden? Wann hatte die Hand den Impuls, sich noch mehr zu schließen? Wann hatte sie den Impuls, sich gerne zu öffnen?
- Welche Impulse und Strategien habe ich probiert, um die andere Hand zu öffnen? Wie habe ich die andere Hand wahrgenommen?
- Wie erlebe ich das mit meiner Vulva und Vagina? Wie nehme ich dort wahr, ob meine Zellen offen und bereit für Berührung oder einen »Besuch« sind (von mir selbst/Partner*in)? Und wie merke ich, dass der Körper bzw. die Vagina sich verschließt und für sich sein mag? Welche Signale gibt es dafür?

Berührungsqualitäten im Solo

- Ziele: Erforschung von Berührungsqualitäten, Selbstfürsorge, Selbstbestimmung
- Ursprung: angelehnt an Sexocorporel (Ausbildung ZISS)
- Charakter: aktiv, reflexiv
- Intimitätsgrad: niedrig
- Zeitempfehlung: 20–30 Min.
- Material: Meditationskissen

In dieser Methode werden unterschiedliche Berührungsqualitäten erforscht. Am Beispiel von Berührungen an der eigenen Hand oder am Arm werden unterschiedliche Erfahrungen mit Druck, Spannung und Geschwindigkeiten gemacht. In einem weiteren Forschungsschritt wird dies als Aufgabe für zu Hause auf den ganzen Körper und auf die Selbstbefriedigung übertragen. Die meisten Lusterfahrungen setzen Lernprozesse voraus. Denn erst durch die wiederholte und bewusst wahrgenommene Berührung des Körpers werden Nervenverbindungen ausgebildet und verstärkt. Diese Wiederholung macht es möglich, eine Berührung als angenehm oder unangenehm wahrzunehmen (vgl. Bischof-Campbell, 2012). Das heißt, dass auch der Genuss auf sexuellen Lernschritten basiert. Die Methode hat zum Ziel, Berührungsqualitäten zu erforschen sowie die Körperwahrnehmung auszudehnen und zu verfeinern. Dadurch erweitert sich das sinnlich-sexuelle Erlebnisspektrum und eigene Bedürfnisse werden stärker wahrgenommen. Je mehr wir lernen mit den Gesetzmäßigkeiten von Atmung, Spannung und Rhythmus in der Berührung zu spielen, desto selbstbestimmter kann Einfluss auf das eigene Wohlbefinden während der Berührungen genommen werden.

Ablauf

1. **Berührungsqualitäten sammeln:** *Kommt im Kreis zusammen. Ich würde gerne mit euch zusammentragen, welche Berührungsarten euch einfallen. Könnt ihr sie benennen und kurz zeigen? Wir wollen in der nächsten Viertelstunde verschiedene Berührungsarten an der eigenen Hand ausprobieren.* Nutzen Sie im Folgenden die Anregungen der Teilnehmerinnen und ergänzen Sie diese in ihrer Anleitung durch Untenstehende.
2. **Handaktivierung:** *Um die Hände gut ins Bewusstsein zu holen, aktivieren wir sie durch ein kräftiges Aneinanderreiben. Das verstärkt die Durchblutung. Spürst du deine Hände gut? Wenn du magst, schließe die Augen dabei.* (½ Min.)
3. **Massagebeginn:** *Beginne, deine Hand mit der anderen Hand zu halten. Spüre die Wärme der anderen Hand. Nimm wahr, wie sich der stille Kontakt mit dir selbst anfühlt.* (½ Min.)
4. **Ertasten:** *Nun ertaste mit den Fingern der einen Hand die andere Hand. Nimm sie in all ihren Einzelheiten wahr. Wie ist die Form der Hand und der Finger? An welchen Stellen ist die Haut glatt, behaart oder faltig, weich oder rau, trocken oder feucht, warm oder kühl? Wie sind die Fingernägel beschaffen? Wie fühlt sich das an?* (2 Min.)

5. **Sensibles Pressen:** *Beginne nun, deine Hand mit minimalem Druck der Fingerspitzen, Hände, Unterarme sanft zu berühren und leicht zu pressen. Jetzt spanne leicht deine empfangende Hand an. Wie fühlt sich diese Berührung an, wenn du die Hand anspannst? Oder wenn du sie entspannst? Gibt es Unterschiede?* (2 Min.)
6. **Streicheln:** *Dann streichele die Hand mit der ganzen Handfläche. Nutze dabei nur geringe Muskelkraft. Stelle dir vor, du »umhüllst« und »wärmst« sie. Wie fühlt sich das an?*

   Was fühlt die empfangende Hand? Was fühlt die berührende Hand? (Perspektivenwechsel) *Spanne auch hier deine empfangende Hand noch einmal an. Wie verändert sich deine Empfindung? Dann lass wieder locker.* (2 Min.)
7. **Kneten:** *Dann dringe in das tiefer liegende Gewebe vor. Knete die Muskulatur der Hand. Wie fühlt sich diese Berührung an, wenn du den Atem anhältst? Oder den Atem sanft strömen lässt?* (2 Min.)
8. **Ruhen und Schweben:** *Lass deine Hände ruhen. Spüre erneut den stillen Kontakt deiner Hände. Dann löse ganz sanft die gebende Hand und lasse sie mit ein paar Millimeter Abstand um die andere Hand streichen. Spürst du sie noch?*

Reflexion

- Welche Berührungsqualitäten waren für mich angenehm/unangenehm?
- Wie habe ich den Perspektivenwechsel von der Wahrnehmung der gebenden und der nehmenden Hand erlebt?
- Welchen Einfluss hatte die veränderte Anspannung oder Atmung auf mein Empfinden?
- Welche Bedeutung haben die Hände in der Liebesbeziehung und in der Sexualität für mich?

Hausaufgaben

Sie können anschließend Aufgaben für zu Hause vorschlagen: *Probiere zu Hause einmal diese verschiedenen Berührungsqualitäten an deinem ganzen Körper aus. Wie fühlen sich diese Berührungen im Gesicht, an den Armen, den Brüsten, dem Bauch, dem Genital, den Beinen an? Nimm dabei deine Empfindungen wahr. Dann experimentiere währenddessen mit deiner Muskelspannung und dem Atem.*

- *Wie fühlen sich die Berührungen an, wenn ich dabei den Körper anspanne oder bewusst Anspannung loslasse?*
- *Wie fühlen sich die Berührungen an, wenn ich den Atem dabei anhalte? Oder ruhig dazu fließen lasse?*
- *Welche Berührungsarten kommen bisher in meiner Selbstbefriedigung vor? Und lässt sich feststellen, wann sich der Körper dabei eher anspannt und wie ich eigentlich dabei atme? Sei neugierig darauf, was du wahrnehmen kannst.*

Berührungsqualitäten im Duo

- Ziele: Erkundung von Berührungsqualitäten, Achtsamkeit und selbstbestimmter Umgang mit dem eigenen Körper in der Berührung
- Ursprung: Sexocorporel (Ausbildung ZISS)
- Charakter: interaktiv, meditativ, reflexiv
- Intimitätsgrad: mittel
- Zeitempfehlung: mindestens 60 Min.
- Material: Stühle, Matten oder andere Sitzgelegenheiten

Routinierte und teilnahmslose Berührungen verlieren ihren Sinngehalt und hinterlassen häufig mehr Gefühle des Getrenntseins als der Verbundenheit. Deshalb spielt für die Qualität der Berührung die Präsenz im Kontakt und insbesondere in den Händen eine wichtige Rolle (vgl. Kabat-Zinn, 2013). So kommen in der Methode Berührungsqualitäten im Duo emotionale und Beziehungsaspekte der Berührung hinzu. Im Vergleich zur solistischen Variante kann hier beobachtet werden, wie dieselben Berührungen im Körperkontakt mit einer anderen Person durchaus sehr verschieden erlebt werden können. Durch Aufregung, Unsicherheit, Neugier, und durch Unterschiede in der Präsenz fühlen sich Berührungen plötzlich intensiver oder weniger intensiv an, angenehmer oder unangenehmer. Die Partnerinnen erproben in dieser Übung miteinander, präsent im Vorgang der Berührung auf beiden Seiten zu bleiben.

Ablauf

1. **Paarfindung:** *Setzt euch paarweise zusammen und entscheidet, wer in der gebenden und wer in der empfangenden Position beginnt. Als empfangende Person darfst du nun mitteilen, ob deine Partnerin dich später am Arm, an der Hand oder an beiden Stellen berühren darf.*
2. **Vorbereitung:** *Reibt die Hände kräftig aneinander, sodass sie gut durchblutet und damit wach und aktiviert für die Berührung sind. Setzt euch nun so zueinander, dass die gebende Person entspannt an den Arm der empfangenden Person gelangt. Die empfangende Person kann wahlweise die Augen bei der Übung schließen. Wenn sie einverstanden ist, dass die Übung beginnt, signalisiert sie es ihrer Partnerin über ein Kopfnicken. Die Gebende geht nun in den Handkontakt.* (1 Min.)
3. **Hand halten:** *Nimm mit beiden Händen die Hand deiner Partnerin und halte sie sanft. Nimm wahr, wie sich der Kontakt gerade für dich anfühlt. Atmet beide der Berührung von innen her entgegen. Spüre, egal ob du die Berührung gibst oder empfängst, wie die Haut gleichzeitig aktiv berühren und aktiv empfangen, also empfinden kann.* (1 Min.)
4. **Ertasten:** *Wenn deine Partnerin einverstanden ist (Kopfnicken), beginne ihre Hand zu ertasten. Erforsche mit deinen Fingerspitzen die Hand deiner Partnerin. Wie ist die Form der Hand und der Finger? An welchen Stellen ist die Haut glatt, behaart oder faltig, weich oder rau, trocken oder feucht, warm oder kühl? Wie sind die Fingernägel beschaffen?*

Mache dir diese Hand so vertraut, dass du sie unter 100 Händen wiedererkennen könntest. (3 Min.)

5. **Sanftes Pressen:** *Wenn deine Partnerin einverstanden ist (Kopfnicken), darfst du beginnen, ihre Hand und ihren Unterarm mit minimalem Druck der Fingerspitzen, Hände, Unterarme sanft zu pressen. Wie nehmt ihr den Kontakt dabei wahr?* (3 Min.)
6. **Streicheln:** *Wenn deine Partnerin einverstanden ist (Kopfnicken), beginne, Hand und Unterarm mit der ganzen Handfläche zu streicheln. Nutze dabei nur geringe Muskelkraft. Vermittele deiner Partnerin, dass du sie über die Berührung »umhüllst« und »wärmst«. Nimm wahr, wie beim Geben deine Handinnenseiten gleichzeitig empfangen.* (3 Min.)
7. **Hand halten:** *Nimm mit beiden Händen die Hand deiner Partnerin und halte sie sanft. Nimm wahr, wie sich der Kontakt jetzt anfühlt. Haltet einen Augenblick inne.* (1 Min.)
8. **Kneten:** *Wenn deine Partnerin einverstanden ist (Kopfnicken), beginne jetzt das tiefer liegende Gewebe und die Muskulatur zu kneten* (1 Min.)
9. **Kneten mit Gefühl:** *Ist es möglich, beim Kneten einen intensiven Gefühlsausdruck über die Hände zu vermitteln? Welcher innere Satz fällt dir dazu ein (z.B. »Ach, Du!« oder »Ich will dich ganz spüren!«)? Probiere aus, wie es ist, wenn du während des Drucks ausatmest. Wie fühlt sich der Kontakt an? Was spürst du im Körper? Dann halte inne. Lasse deine Hände gerade dort aufliegen, wo sie sind.* (3 Min.)
10. **Schweben:** *Wenn deine Partnerin einverstanden ist (Kopfnicken), löse deine Hände ganz langsam und beginne, den Körperbereich über ein paar Millimeter Abstand streichelnd zu berühren (Umraum). Wie nimmst du den Kontakt jetzt wahr? Gibt es Empfindungen dabei?* (2 Min.)
11. **Hand halten:** *Dann nimm erneut die Hand deiner Partnerin zwischen beide Hände und halte sie. Spürt noch einmal bewusst den Kontakt. Wie fühlt er sich jetzt an? Gib einen leichten Druck in die Hand und löse dich dann achtsam aus dem Kontakt.* (1 Min.)
12. **Austausch:** *Tauscht euch nun über das Erlebte aus. Wie ist es dir in der gebenden Position ergangen? Wie ist es dir in der empfangenden Position ergangen?* Wahlweise kann der Austausch auch erst nach der gesamten Übung gemacht werden.
13. **Rollentausch:** *Tauscht nun die Rollen.*

Reflexion

- Wie habe ich den Kontakt mit der Partnerin erlebt?
- Was haben die verschiedenen Arten der Berührung bei mir ausgelöst: als ich berührt wurde und als ich meine Partnerin berührt habe? Gab es da Unterschiede?
- Gab es Berührungen, die mich besonders emotional berührt haben? Wodurch ist das geschehen? Was begünstigt für mich eine emotionale Berührtheit?
- Wie habe ich den Perspektivenwechsel erlebt (gleichzeitig zu berühren und berührt zu werden)?

Brust-Meditation

- Ziele: das »Bewohnen« der Brüste von innen und Sensibilisierung
- Ursprung: Neo-Tantra (Heckert, 2009a)
- Charakter: meditativ
- Intimitätsgrad: mittel
- Zeitempfehlung: 30–40 Min.
- Material: Matten, wahlweise auch mit Musik

Die Brustmeditation und die Selbstmassage der Brüste sind Methoden aus dem Neo-Tantra. Sie können Frauen dabei unterstützen, ihre Brüste von innen heraus zu beleben und sie in den fortwährenden Veränderungsprozessen des Körpers immer wieder neu zu »bewohnen« und wertzuschätzen. Frauen bleiben häufig in der äußeren, oftmals kritischen Betrachtungsweise ihrer Brüste gefangen. Aber die eigenen Brüste in ihrer Form und Größe genauso anzunehmen, wie sie sind, ist eine wesentliche Voraussetzung, um sich gerne in der Sexualität zu zeigen und Intimität zuzulassen. Jenseits der optischen Zufriedenheit spielt das Spüren eine große Rolle. Durch Brustmeditationen bzw. Brustmassagen wird die Wahrnehmung verfeinert und die Beziehung zu den Brüsten aus dem Erleben heraus gestärkt. Auf diese Weise steigert sich auch die Genussfähigkeit der Brüste.

Ablauf

1. **Platz einnehmen:** *Komme auf einer Matte in eine bequeme Rückenlage.*
2. **Atemaufmerksamkeit:** *Lege eine Hand auf das Herz und eine Hand auf den Unterbauch und beginne, deinen Atem zu beobachten. Verändere nichts. Strenge dich nicht an. Nimm wahr, wie der Atem ganz von allein ein- und ausströmt. Nimm wahr, wie die Atemluft die Nasenlöcher berührt. Nimm wahr, wie sich die Bauchdecke ganz von allein bewegt.*
3. **Vorstellung Brustberührung:** *Stelle dir nun vor, wie deine Hände auf deinen Brüsten ruhen. Stelle dir vor, wie sich das anfühlen würde.*
4. **Schweben:** *Dann lasse deine Hände 20 cm über deinen Brüsten schweben. Kannst du die Wärme der Hände jetzt schon spüren?*
5. **Brüste halten:** *Lass nun deine Hände aus der Entfernung langsam auf deinen Brüsten landen. Wie fühlt sich dieser Kontakt an? Was spüren deine Brüste? Was spüren deine Hände?*
6. **In die Brüste atmen:** *Richte deine Aufmerksamkeit weiter auf deinen Atem und lasse ihn sanft in deine Brüste in Richtung deiner Hände strömen.*
7. **Brüste spüren:** *Nimm deine Brüste ganz von innen her wahr. Es geht dabei nicht darum, etwas Bestimmtes zu fühlen, sondern schlichtweg wahrzunehmen, was in diesem Moment in den Brüsten zu spüren ist. Wie fühlen sich die Brüste gerade an? Wie empfindsam erlebe ich sie? Wie empfinde ich ihre Temperatur? Wie werden sie von den Händen wahrgenommen? Lasse dich mit jedem Atemzug noch tiefer in diese Empfindungen hineinsinken. Be-*

merke, wie sich beim Einatmen die Brüste in Richtung Hände bewegen und beim Ausatmen wieder ein Stück zurückweichen.

8. **Ausklang:** *Zum Abschluss halte deine Brüste wieder ganz ruhig. Ruhe dich in deinem Brustgefühl aus. Löse jetzt langsam deine Hände von den Brüsten und spüre nach. Räkele und strecke dich und beende die Meditation, indem du dich aufrichtest.*

Variationen

Brustmeditation im Gehen: Die Brustmeditation kann auch als Gehmeditation ausprobiert werden. Dabei werden die Brüste über eine kurze Anfangsmeditation im Sitzen oder Liegen im Raum »aktiviert«. Es schließt sich ein Spaziergang an, der ganz dem inneren Gespür der Brüste gewidmet wird. Dabei können auch Vorstellungsbilder unterstützend genutzt werden: »Augen in den Brustwarzen«, »leuchtende Brüste«, »Brustwarzen in Form von Edelsteinen«, Farben, die das Gefühl in der Brust spiegeln, etc.

Tantrische Brustmassage im Solo

- Ziele: Wahrnehmungsverfeinerung in den Brüsten, Erlernen von Berührungstechniken
- Ursprung: Neo-Tantra (Heckert, 2009a)
- Charakter: meditativ, sinnlich
- Intimitätsgrad: hoch
- Zeitempfehlung: 60 Min.
- Material: Matten

Tantra-Massagen sind Ganzkörpermassagen, die tantrisches und taoistisches Wissen über Nadis, Chakras, Meridiane und den Energiefluss nutzen, um erotische und sexuelle Energien zu erwecken und harmonisch im Körper zu verteilen. Die Genitalien werden in diesen Massage-Formen eingeschlossen (vgl. Wirth, 2011). Diese Methode greift neo-tantrische Berührungstechniken auf, die für die besondere Aufmerksamkeit der Brüste entwickelt worden sind. Im Gegensatz zum üblichen Tantra-Massage-Setting zu zweit werden hier praktische Techniken zur Selbsterkundung im Solo vermittelt. Der Fokus liegt nicht auf der Beherrschung von Massagetechniken, sondern vor allem auf dem achtsamen und absichtslosen Spüren der eigenen Brüste. Die Massage hat nicht die Intention, zu stimulieren. Tauchen Lustgefühle auf, sind diese aber natürlich willkommen. Erklären und demonstrieren Sie im Vorfeld die einzelnen Schritte, um die Verständigung zu erleichtern. Die Methode kann bekleidet oder unbekleidet stattfinden. Lassen Sie die Teilnehmerinnen dies für sich entscheiden. Auch die Hände unter dem Pullover können eine gute Variante sein.

Ablauf

1. **Platz einnehmen:** *Suche dir eine Matte im Raum und gehe in eine entspannte Rückenlage.*
2. **Brustmeditation** (s. »Brustmeditation«)
3. **Sanfter Druck gegen die Brüste:** *Atme ganz bewusst in deine Brüste. Atme so, als könntest du deinen Handflächen von innen entgegen atmen. Beginne nun beim Ausatmen einen leichten Druck in die Hände zu geben. Löse diesen wieder, während du einatmest. Wiederhole das einige Male in deinem Tempo.* (mind. 3 Min.)
4. **Kreisende Bewegungen:** *Halte deine Brüste ruhig in deinen Handflächen. Lasse deine Hände in dieser Stellung sehr langsam kreisen, sodass sich die Brüste mitbewegen.* (mind. 3 Min.)
5. **Oben – unten:** *Jetzt schiebe deine Hände mit dem Einatmen sanft nach oben und lasse sie mit dem Ausatmen wieder sanft nach unten gleiten.* (mind. 3 Min.)
6. **Intuitiv:** *Nun kannst du mit intuitiven streichelnden Berührungen deine Brüste »begrüßen«.* (mind. 3 Min.)
7. **Kneten:** *Probiere aus, wie es ist, deine Brüste zu kneten. Spüre, wie viel Kraft deine Brüste gerade dabei angenehm finden.* (mind. 3 Min.)

8. **Spiralen einwärts:** *Jetzt beginne vom Dekolleté mit den Zeigefingern Spiralen um die Brüste zu malen. Bewege sie ganz langsam vom äußeren Rand der Brüste bis zu den Brustwarzen.* (mind. 3 Min.)
9. **Klingelknopf:** *Bist du an den Brustwarzen angelangt, gib einen leichten Druck auf diese wie auf einen Klingelknopf. Halte dort inne. Atme in deine Brustwarzen.* (1 Min.)
10. **Spiralen auswärts:** *Dann male die Spiralen in die andere Richtung, von der Brustwarze auswärts bis zum äußeren Rand der Brüste.* (mind. 3 Min.)
11. **Brustwarzen drehen:** *Probiere nun für dich aus, wie es ist, deine Brustwarzen ganz langsam zwischen Daumen und Zeigefingern zu drehen. Wie fühlt sich das an?* (mind. 3 Min.)
12. **Brustwarzen ziehen:** *Ziehe deine Brustwarzen abwechselnd sanft nach oben und lasse sie wieder los. Wie fühlt sich das an?* (mind. 3 Min.)
13. **Ausklang:** *Abschließend lasse deine Hände auf den Brüsten ruhen. Atme noch einmal ganz bewusst in die Brüste hinein. Löse dann deine Hände ganz langsam und bewusst von deinen Brüsten. Wie fühlen sie sich im Moment an?*

Reflexion

- Wie habe ich die Brustberührungen empfunden?
- Wie nehme ich meine Brüste jetzt gerade wahr?
- Wie nehme ich meine Brüste im Allgemeinen wahr?
- Welche Rolle spielen sie für mich in der Sexualität?
- Welche Art von Brust-Berührungen würde ich mir in meiner Solo- und Paarsexualität noch mehr wünschen?

Liebeslehrerin

- Ziele: Kommunikation über das eigene Körperempfinden, Wünsche und Grenzen
- Ursprung: Neo-Tantra (Seminar bei Regina Heckert)
- Charakter: aktiv, kommunikativ, humorvoll
- Intimitätsgrad: hoch
- Zeitempfehlung: 90 Min.
- Material: Matten, Decken, Dekoration nach individueller Art

In dieser Methode verwandeln sich die Teilnehmerinnen im Rollenspiel in Liebeslehrerinnen: »Sie wissen um die Geheimnisse der körperlichen Liebe.« Für die Dauer dieses »Spieles« haben sie die Aufgabe, eine Partnerin in die Berührungsweisen einzuführen, die sie als besonders wohltuend und/oder lustvoll empfinden. Die spielerische Verwandlung unterstützt den Mut und die Selbstverständlichkeit, sich gegenseitig zu »unterrichten«. So können Frauen Vorlieben und Techniken miteinander austauschen und sich darin üben, ihre Wünsche auszudrücken. Das eigene Wohl und die Sinnlichkeit stehen ganz im Zentrum. Die Methode sollte erst nach dem Kennenlernen verschiedener Berührungsqualitäten im Duo angewandt werden. Sie wird auf die Berührung bestimmter Körperbereiche beschränkt, zum Beispiel Arme, Beine, Kopf, Gesicht, Rücken. Dies kann in direkter Abstimmung mit den Wünschen der Gruppe erfolgen. Da es sich um eine vertrauensvolle und intime Interaktion handelt, führen Sie die einzelnen Schritte gut und klar an. Im folgenden Ablauf wird die Liebeslehrerin-Methode an Kopf und Gesicht exemplarisch skizziert. Demonstrieren Sie im Vorfeld mit einer Assistentin oder einer freiwilligen Teilnehmerin den Ablauf.

Ablauf (pro Durchlauf ca. 45 Min.)

1. **Paarfindung:** *Findet euch paarweise auf einer Matte zusammen. Entscheidet gemeinsam, wer von euch zuerst in die Rolle der »Liebeslehrerin« schlüpfen möchte. Die »Liebeslehrerin« übernimmt nun im folgenden Spiel die Regie über die Art der Berührung. Gleichzeitig ist die »Schülerin« aufgefordert, auf ihre Grenzen zu achten und diese klar und mutig zu zeigen. Denn es geht in dem Spiel nicht darum, gegen die eigenen Grenzen zu verstoßen oder jemandem alles recht zu machen.*
2. **Austausch:** *Bevor wir beginnen, tauscht euch ehrlich darüber aus, ob und welche Bedenken und Grenzen ihr im Zusammenhang mit der Übung habt. Fühlt ihr euch unwohl, findet gemeinsam kreative Veränderungen.*
3. **Drei Berührungen finden:** *Als Liebeslehrerin überlege dir drei Berührungen am Kopf oder im Gesicht, die du besonders magst, das heißt die du als belebend, liebevoll oder lustvoll empfindest. Bevor du diese deiner Partnerin beibringst, probiere deine Wunschberührungen noch einmal an dir selbst aus. So kannst du für dich noch einmal überprüfen, wie genau du es eigentlich möchtest.*
4. **Berührung lehren:** *Dann wähle eine der Berührungen aus und bringe diese deiner Partnerin bei. Du kannst es ihr erklären, ihr die Berührung an dir selbst oder mit dem Einver-*

ständnis deiner Partnerin direkt an ihr demonstrieren. Versuche, dir die Zeit zu nehmen, die Berührung so explizit und detailgetreu wie möglich zu erklären und zu verdeutlichen.

5. **Berührung ausprobieren:** *In einem nächsten Schritt bist du als »Schülerin« aufgefordert, diese Berührung an der Liebeslehrerin auszuprobieren. Ganz so, wie du es verstanden hast.*
6. **»Verführung« zur Verbesserung statt Kritik:** *Du als »Liebeslehrerin« darfst dich währenddessen darin üben, die Berührung zu verbessern. Das Korrigieren ist ein Vorgang, der für beide Seiten in der Regel unangenehm ist. Nutze dieses geschützte Spiel für dich, um ganz bewusst Formulierungen zu suchen, die die vorhandene Art der Berührung einerseits wertschätzen und andererseits zur Verfeinerung der gewünschten Berührungsart führen. Zum Beispiel: »Das ist sehr angenehm. Wenn Du jetzt noch ein bisschen mehr Druck in die Fingerspitzen gibst, ist es perfekt …«; »Die Berührung ist ganz so, wie ich sie mag. Wenn Du mir dabei in die Augen schaust, ist sie am intensivsten …«*
7. **Weitere Berührungen lehren:** *Probiere nun, die beiden anderen Berührungen deiner Partnerin auf gleiche Weise beizubringen.*
8. **Rollentausch:** *Dann schlüpfe aus der Rolle der Liebeslehrerin und tauscht die Rollen* (gleicher Ablauf folgt).
9. **Ausklang:** *Zum Abschluss nehmt euch ein paar Minuten Zeit, um euch auszutauschen und die gemeinsame Erfahrung so abzuschließen. Dieser Abgleich hilft dabei, Erkenntnisse und Gefühle direkt miteinander zu teilen und dadurch im ehrlichen Kontakt miteinander zu bleiben. Wie ging es euch in den Rollen? Was war interessant? Was war hemmend?*

Reflexion

➢ Wie ging es mir in der Rolle der Liebeslehrerin? Was fiel leicht? Was schwer?
➢ Wie ging es mir in der Schülerinnen-Position? Wie konnte ich dem »Unterricht« folgen? Was hat mir geholfen, die Berührung gut in ihrer Qualität zu verstehen? Wie ging es mir mit den Korrekturen? Ist es angenehm Berührungen zu lernen, die der anderen Person gefallen?
➢ Wie geht es mir allgemein damit, Sex-Partner*innen meine Wünsche mitzuteilen? Und wie geht es mir, wenn Wünsche von Sex-Partner*innen geäußert werden bzw. dann noch korrigiert werden? Was würde ich brauchen, damit ich mich wohl damit fühle?

Körperbemalung

- Ziele: Akzeptanz und lustvolle Inszenierung des eigenen Körpers
- Ursprung: Bodypainting, modifiziert nach Marwedel (2012)
- Charakter: interaktiv, kreativ
- Intimitätsgrad: hoch
- Zeitempfehlung: 120 Min.
- Material: Matten, farbfeste Unterlagen, Sitzkissen, Musik, Handtücher, Seife/Feuchttücher, Spiegel, Fotoapparat, hautfreundliche Wasserfarben (z.B. von »Eulenspiegel«), Pinsel

Die Körperbemalung basiert auf einer langen Tradition und wird in verschiedenen Kulturkreisen seit Jahrtausenden praktiziert. Die Bemalungen dienten als Ausdrucksmittel, zur Verinnerlichung einer bestimmten Funktion in der Gruppe und als Schmuck für Rituale und Kampfhandlungen. Diese Methode greift die Tradition auf. Der eigene Körper kann über die kreative Verwandlung durch das Farb-Kostüm auf lustvolle Weise erlebt und bespielt werden (vgl. Marwedel, 2012). Dabei stehen entweder einzelne Körperteile im Mittelpunkt oder der gesamte Körper. Im Folgenden wird die Methode exemplarisch an einer »frei gewählten« Körperstelle dargestellt. Die freie Auswahl lässt den Frauen den Entscheidungsraum darüber, welche Körperstelle sie sich im Gruppenrahmen mit genau dieser Partnerin gerade wirklich vorstellen können und wie viel Nacktheit sie in diesem Moment eingehen möchten. Das stärkt sie in ihrer Selbstbestimmung. Die Körperbemalung wird von vielen Frauen als sehr feierlich und berührend erlebt. Je nach Ihrem thematischen Schwerpunkt können Sie weitere Variationen ausprobieren.

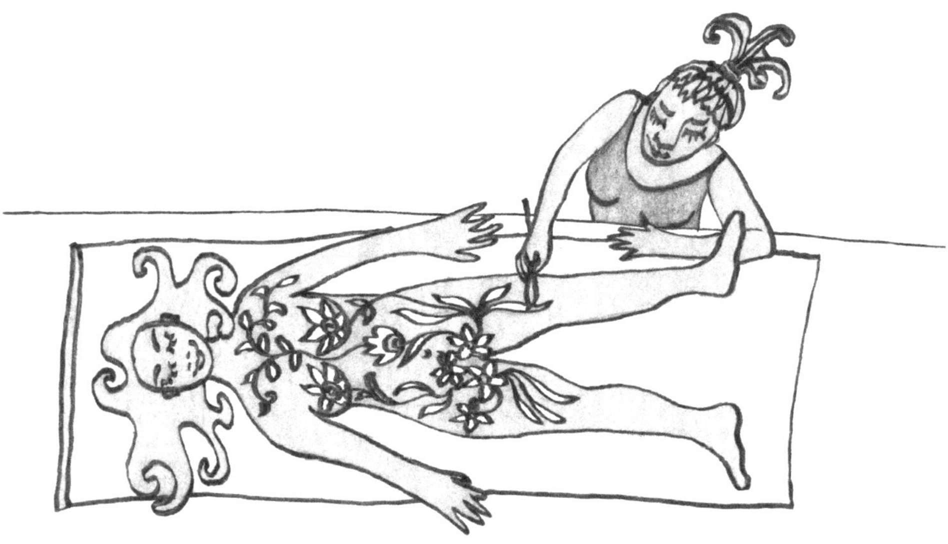

Abb. 17

Ablauf

1. **Paarfindung:** *Findet euch paarweise oder zu dritt auf einer Matte zusammen. Richtet euch euren Platz ein. Stellt die Mal-Utensilien in Reichweite und legt ausreichend Handtücher auf die Matte, damit sie vor Farbflecken geschützt ist.*
2. **Bodyscan im Sitzen** (s. »Bodyscan«)
3. **Körperstelle auswählen:** *Spüre in deinen Körper. Spüre nach Innen. Welche Körperbereiche würden sich im Moment besonders über kreative Aufmerksamkeit, stärkende Farben und Formen freuen? Und mit welchem Körperbereich möchtest du es heute ausprobieren? Nimm es wahr – ganz gleich, ob es die Hand, das Gesicht, der Rücken, die Brüste oder der Bauch ist. Welche Farben, Motive wären für dich dort besonders stärkend oder inspirierend? Öffne die Augen.*
4. **Wunsch und Farb- und Formvorstellung:** *Entscheidet, wer als erstes bemalt werden möchte. Teile deiner Partnerin deinen Wunsch mit und schau als Gestalterin, ob sich dieser Wunsch auch für dich stimmig anfühlt oder ob du einen Alternativvorschlag brauchst. Sei mutig. Gestalte es so, dass du dich dabei wohlfühlen kannst. Dann begib dich in eine sitzende oder liegende Position, in der du gut an deiner Wunschstelle bemalt werden kannst.*
5. **Bodypainting:** *Jetzt kann der Mal-Akt beginnen.* (30 bis 40 Min. pro Frau) *Die Malerin beginnt ihr Werk. Wenn deine Partnerin Wünsche nach Farben und Formen geäußert hat, lasse dich davon inspirieren. Wenn dir als Bemalte während des Bodypaintings noch weitere Ideen kommen oder sich die Wunschkörperstelle »vergrößert« oder »verkleinert«, teile es deiner Malerin mit. Jetzt darfst du einfach genießen. Spüre, wie es sich anfühlt, eine weitere Hautschicht gemalt zu bekommen. Kannst du die Pinselstriche spüren?*
6. **Spiegel:** *Ist das Werk vollendet, darfst du dich im Spiegel betrachten. Wenn du es möchtest, können auch Fotos zur Erinnerung gemacht werden.*
7. **Rollentausch:** *Dann tauscht die Rollen* (gleicher Ablauf wie zuvor).
8. **Ausstellung:** Je nach Stimmung kann abschließend eine »Ausstellung« aller Körperkunstwerke oder ein gemeinsames Tanzen in dieser Verwandlung angeregt werden.
9. **Reinigung:** *Wenn du möchtest, kannst du die Bemalung mit nach Hause nehmen. Ansonsten gibt es jetzt Zeit, sich mit Feuchttüchern oder unter der Dusche die Farben abzuwaschen.*

Reflexion

- Wie ist es mir mit der Körperbemalung ergangen? Was fiel mir schwer? Was fiel mir leicht?
- Konnte ich gut auf meine Grenzen achten?
- Wie habe ich mir gefallen? Was hat mich überrascht?

Variationen

1. Ganzkörperbemalung (mehr Zeit)

2. Partielle Bemalungen

- Gesicht: Was wünsche ich mir, dass mein Gesichtsausdruck transportiert?
- Brüste: Wie geht es mir mit meinen Brüsten? Was wünschen sich meine Brüste?
- Bauch: Wie geht es mir mit meinem Bauch? Was geht mir im Bauch herum?
- Innere Geschlechtsorgane: Visualisierung der Gebärmutter/Eierstöcke, des eigenen weiblichen Innenraumes und dessen fantasievolle Ausgestaltung auf der Hautoberfläche, Themen der Menstruation, Fruchtbarkeit, Wechseljahre.
- Lust: Wie stelle ich mir meine Lust in meinen kühnsten Träumen vor? Wie würde sich das anfühlen? Und wo im Körper würde ich es spüren? Freies Gestalten dieser Vision (vgl. Schulte, 2001).

Schlussworte

Ich danke an dieser Stelle all den Lehrer*innen, von denen ich Methoden, Hintergründe und Erfahrungen lernen konnte. Auch den Frauengruppen, mit denen ich gearbeitet habe, sei mein Dank ausgesprochen. Sie haben mich inspiriert und wesentliche Fragen aufgeworfen. Mit ihrem Vertrauen, ihren Feedbacks und Anregungen konnten die Methoden wachsen. Jetzt stehen sie anderen Frauen und Fachkräften zur Verfügung. Methoden sind etwas Lebendiges. Sie entwickeln sich weiter und verändern sich mit jeder Gruppe und jeder Leitungspersönlichkeit. In diesem Sinne wünsche ich Ihnen viel Lebendigkeit und Freude beim Ausprobieren der Methoden. Wenn Sie neue Erkenntnisse und Entwicklungen mit den Methoden sammeln konnten, freue ich mich sehr über Rückmeldungen und ein gemeinsames Weiterentwickeln. Möge der Pool an Methoden für eine körperorientierte Sexuelle Bildung wachsen und andere Ansätze erweitern.

Kontaktieren Sie mich gerne über meine Homepage www.juliasparmannde bzw. über info@juliasparmann.de.

Anhang

Hier finden Sie einige sexologische Grundlageninformationen zu weiblichen sexuellen Erregungsformen, dem sexuellen Reaktionszyklus und dem Lustempfinden. Sie spielen in den Übungen immer wieder eine wesentliche Rolle, sodass sie hier zur Übersicht knapp dargestellt sind.

Sexueller Reaktionszyklus

Die berühmten US-amerikanischen Sexualwissenschaftler*innen Masters und Johnson der 1950er und -60er Jahre beobachteten in ihren Laboruntersuchungen vier verschiedene Phasen des Erregungsverlaufs beim Menschen. Der von ihnen beschriebene Verlauf beschränkt sich auf physiologische Erscheinungen und wird als sexueller Reaktionszyklus bezeichnet.

Die Erregungsphase
Die Erregungsphase beginnt mit dem Erregungsreflex, der durch erotische Vorstellungen oder Berührungen an erogenen Körperzonen ausgelöst wird. Mit der Erregung gehen verschiedene physiologische Änderungen einher. Atmung und Herzschlag beschleunigen sich. Die Brüste werden etwas größer und häufig berührungsempfindlicher. Die Brustwarzen werden härter und richten sich auf. Die genitalen Lippen und die Klitoris schwellen an. Die Klitoris nimmt an Umfang und Größe deutlich zu. Durch das Anschwellen der genitalen Lippen öffnen sie sich leicht und legen damit den Vaginaleingang frei. Durch die Mehrdurchblutung auch innerhalb der Vagina entsteht die Lubrikation. Die Vagina wird feucht. Auch die Gebärmutter schwillt an und hebt sich Richtung Bauchdecke. Dadurch vergrößert sich der hintere Bereich der Vagina, es entsteht der *Zelteffekt*. Dieser wird mit dem Verlangen der Frau nach Penetration in Verbindung gebracht (Haeberle, 1983; Henning & Bremer-Olszewski, 2012).

Die Plateauphase
Der gesamte Genitalbereich schwillt weiter an. Er ist stark durchblutet. Dadurch werden die Empfindungen in diesem Bereich immer stärker. Die Atmung wird schneller, der Blutdruck steigt und der Muskeltonus im Körper nimmt zu. Die Klitorisperle richtet sich auf und zieht sich unter ihre Vorhaut zurück. Der Zelteffekt verstärkt sich, während sich das erste Drittel der Vagina stark mit Blut füllt. Es verengt sich zur sogenannten orgastischen Manschette (Haeberle, 1983; Henning & Bremer-Olszewski, 2012).

Die Orgasmusphase
Der Orgasmus ist genauso wie der Beginn der Erregung ein Reflex. Er wird ausgelöst, wenn die sexuelle Ladung einen Schwellenwert überschreitet: den Point of no return. Der

Orgasmus ist die Entladung der sexuellen Ladung und äußert sich über Muskelkontraktionen der Vagina, der Gebärmutter und der Schließmuskeln. Diese Kontraktionen können von wenigen bis zu 30 Sekunden andauern (ebd.).

Die Rückbildungsphase
In der Phase nach der Entladung entspannen sich nach und nach die Muskeln und die Mehrdurchblutung (Schwellung) der gesamten Haut, der Brüste, des Genitals geht langsam wieder zurück. Klitoris, Vagina und Gebärmutter nehmen wieder ihre ursprüngliche Form an. Anders als Männer können manche Frauen von der anfänglichen Rückbildungsphase wieder in die Plateauphase zurückkehren und mehrere Orgasmen hintereinander erleben (ebd.).

Der hier dargestellte sexuelle Reaktionszyklus beschreibt allerdings nur die physiologischen Aspekte. Ob eine Frau die Erregung und den Orgasmus als lustvoll erlebt bzw. diese überhaupt wahrnimmt, steht auf einem anderen Blatt.

Emotionales Lusterleben – sexueller Genuss

Neben dem physiologischen Verlauf gibt es eine weitere wesentliche Komponente für das sexuelle Erleben: die sexuelle Lust, das Gefühl von Genuss in der Sexualität. Der sexocorporelle Ansatz beschreibt, welche Bedingungen erfüllt sein müssen, um ein möglichst reiches Lusterleben zu haben.

Physiologische Bedingung: Lustvolle Sinnesempfindungen und das Gefühl von Genuss während der genitalen sexuellen Erregung und Entladung werden vor allem begünstigt durch das freie Spiel der Muskulatur, Bewegung und tiefe Bauchatmung. Sowohl eine starke andauernde Muskelspannung als auch Unterspannung hemmen die Erregung und das Lusterleben. Die Bewegung der Doppelten Schaukel im wellenförmigen Erregungsmodus spielt optimal mit An- und Entspannung. Dadurch werden insbesondere das Becken und die Genitalregion verstärkt durchblutet und die Empfindsamkeit steigt stark an. Die dabei entstehenden durchlässigen und rhythmisch variablen Bewegungen von Brustkorb und Zwerchfell begünstigen, aus einem sehr wachsamen in einen weniger wachsamen Zustand überzugehen. In diesem Zustand verstärken sich Emotionen und das Lusterleben, Loslassen wird möglich. Kiefer, Schulter-Nacken-Bereich und Zwerchfell sind dabei locker, wodurch tiefe Bauchatmung entsteht. Diese unterstützt die Ausbreitung der Erregung im ganzen Körper zusätzlich (vgl. Bischof, 2012).

Emotionale Bedingung: Sexuelle Lustgefühle und Genuss werden davon bedingt, wie physiologische Sinnesreize während der Erregung und des Orgasmus wahrgenommen und mit einer intensiven emotionalen Auf- und Entladung verbunden werden.

Ob der Sex lustvoll empfunden wird, kann auch davon abhängen, welche individuelle emotionale Bedeutung Sex beigemessen wird. Diese Bedeutungen können sehr vielfältig sein. Sie umfassen zum Beispiel: Sex als emotionale Sicherheit, als Bestätigung der Bindung, als Wunsch nach Nähe und Geborgenheit, als Bestätigung der sexuellen Selbstsicherheit, der Attraktivität, der sexuellen Kompetenz, Sex aufgrund eines innigen Kinderwunsches. Diese emotionalen Bedürfnisse können genauso sexuelle Aufladung erzeugen bzw. in der Erregung und im Orgasmus als Genuss und Erfüllung spürbar werden (ebd.).

Kognitive Bedingung: Lustgefühle und Genuss hängen auch von der Fähigkeit ab, dem sexuellen Erlebnis eine positive Bedeutung beizumessen. Kognitionen haben eine stark regulierende Wirkung auf das Lusterleben, die sowohl steigernd als auch hemmend ausfallen kann (Kringelbach & Berridge, 2009). Eine rigide Sexualmoral, negative Glaubenssätze, Werte und Normen bezüglich der Sexualität verstärken vor allem Scham- und Schuldgefühle und schränken damit das Lusterleben ein, während eine sexpositive Haltung den sexuellen Genuss unterstützt (vgl. Bischof, 2012).

Erregungs- und Orgasmusreflex: Dazwischen Gestaltungsraum

Im sexuellen Reaktionszyklus gibt es willkürliche und unwillkürliche Aspekte. Sowohl der angeborene Erregungsreflex als auch der Orgasmusreflex sind nicht bewusst steuerbar. Zwischen diesen beiden Reflexen jedoch gibt es einen »Raum«, in dem Erregung willentlich gestaltet werden kann. Wie dieser Zwischenraum erlebt und gestaltet wird, hängt ganz davon ab, welche individuellen sexuellen Lernschritte gemacht worden sind, um die Erregung zu steigern.

In der Regel entwickeln wir im Laufe unseres Leben unbewusste Muster, wie wir die Erregung steigern, also den Zwischenraum gestalten. Diese Muster bezeichnet man als Erregungsmodi (siehe Erregungsmodi). Das sexuelle Erleben fällt je nach Modus in seiner energetischen Intensität und lustvollen Qualität unterschiedlich aus. Hat die genitale Mehrdurchblutung einen bestimmten Schwellenwert erreicht, setzt der Orgasmusreflex unwillkürlich ein (Gehrig, 2013).

Erregungsmodi nach Sexocorporel

Es sind viele Lernschritte erforderlich, um sexuelle Erregung »verstehen« und »genießen« zu können. Das heißt einerseits, sexuelle Erregung wahrzunehmen, sie zu steigern, sie sich im ganzen Körper ausbreiten zu lassen und die Energie zu einer Entladung zu bringen; und andererseits, diese Empfindungen mit positiven Gefühlen zu verbinden, den Gefühlsraum ins Erleben sowie in die Steigerung und Entladung lustvoll einzuschließen. Im Laufe der sexuellen Lerngeschichte führen Erfahrungen mit sich selbst oder mit Sexualpartner*innen unter anderem zur Ausbildung spezifischer Erregungsmodi. Gemeint sind damit unterschiedliche erlernte Verhaltensmuster, die ein Mensch bevorzugt, um seine Erregung auszulösen, zu steigern und zu entladen. Der Ansatz Sexocorporel unterscheidet vor allem vier Grundmuster: den sogenannten archaischen, den mechanischen, den ondulierenden und den wellenförmigen Erregungsmodus. Darüber hinaus zeigen sich verschiedene Mischformen. Jeder Erregungsmodus verfügt über besondere Qualitäten im Erleben und spezifische Grenzen. Die Erregungsmodi entstehen durch das unterschiedliche Zusammenspiel von Atem, Muskeltonus, Bewegung und Rhythmus (Bischof, 2008, 2016; Gehrig, 2013).

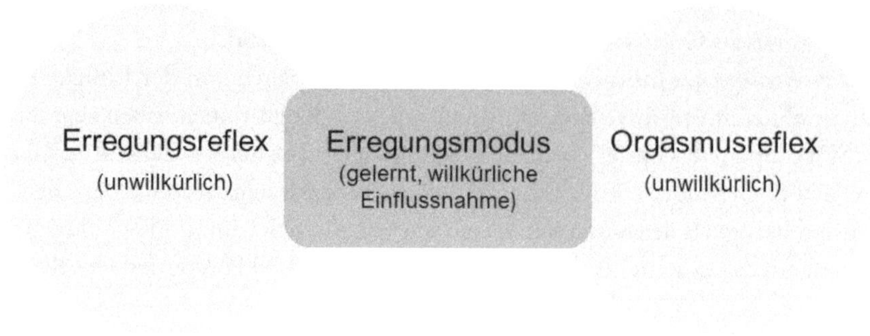

Abb. 18: Erregungsmodus wird gelernt

Charakteristika der Erregungmodi

Archaischer Erregungsmodus	
Erregungssteigerung	über starke Muskelspannung in Oberschenkeln, Beckenboden und Bauch über Druck auf den Unterbauch oder die Genitalregion mit der Hand oder Objekten (Kissen, Kuscheltiere, Sofalehnen) über das Verschränken und Zusammenpressen der Oberschenkel, teilweise mithilfe von Objekten, die den Druck auf das Genital erhöhen
Prävalenz bei Frauen	30 % (italienische Studie: Santarelli, 1987)
Atmung	kurze und flache Brustatmung oft bewusst angehalten
Muskeltonus	hoch viel Druck Anspannung von Beckenbodenmuskeln, Beinen und Bauch
Bewegung	minimale Bewegung im rhythmischen Pressen auf das Bett oder Objekte in Bauchlage sonst kaum bis keine Bewegung
Entladung	wird lokal am Genital erlebt Erregung kann sehr effizient und rasch zur genitalen Entladung gesteigert werden (10 Sekunden bis wenige Minuten)
Genusserleben allgemein	währenddessen nicht besonders genussvoll i.d.R. machen Entspannung und Mehrversorgung des Gewebes nach der Entladung das Genusserleben aus
Erleben bei Penetration	kein erregendes Erleben bei der Penetration, weil diese von der bevorzugten Stimulation abweicht und der vaginale Innenraum i.d.R. nicht erotisiert ist Durch kräftige Penetration können dennoch ebenso die Tiefenrezeptoren stimuliert werden, die der sonstigen Stimulation ähneln. Stellungen mit erregendem Potenzial: Genital an das Becken der Partner*in pressen, Löffelchenstellung mit aufeinandergepressten Beinen zur Verstärkung des Erlebens: oft Fantasie, Rollenspiele
mögliche Einschränkung	hohe Spannung der Beckenbodenmuskulatur führt zur Verengung der Vagina Schmerzen bei Penetration geringe Lubrikation häufige vaginale Infektionen durch mikroskopische Verletzungen bei Penetration der trockenen Vagina Oberflächenrezeptoren werden unterdrückt: Frauen nehmen Oberflächenberührungen tendenziell nicht als angenehm wahr Konflikte in der Abstimmung der Paarsexualität

Mechanischer Erregungsmodus	
Erregungssteigerung	durch gleichförmige Stimulation der Oberflächenrezeptoren der Vulva, v.a. der Klitoris durch hohen Tonus
Prävalenz bei Frauen	häufigster Erregungsmodus 69 % nur Klitoris 28 % Klitoris mit Vagina (schwedische Studie: Fugl-Meyer et al., 2006)
Atmung	flache Brustatmung manchmal auch blockiert
Muskeltonus	relativ hoch besondere Bereiche: Rücken, Bauch, Po, Oberschenkel
Bewegung	gleichförmige Reibung der Klitoris/Vulva schnelle und automatisch werdende Bewegungen mit Finger oder Hand Körper wird eher stillgehalten
Entladung	wird lokal am Ort der Stimulation, also an der Klitoris bzw. am äußeren Genital erlebt
Genusserleben allgemein	hoher Muskeltonus und geringe Körperbewegung schränken Genusserleben ein i.d.R. macht Entspannung nach dem Orgasmus das Genusserleben aus
Erleben bei Penetration	zusätzliche manuelle oder orale Stimulation meist intensiver als Penetration Reibung der Klitoris gegen das Becken bei der Penetration stimuliert bei sehr engem, punktgenauem Stimulationsfokus kann Erregungssteigerung schwierig sein Penetration kann Erregung stören zum Halten der Erregung häufig Nutzung von: Fantasie, mentalen Bilder, Rollenspielen
mögliche Einschränkung	nur oberflächliche Durchblutung des Genitals durch hohe Muskelspannung dadurch wenig Empfindsamkeit in der Vagina Konflikte in der Abstimmung der Paarsexualität

Mischform archaisch-mechanischer Erregungsmodus	
Prävalenz bei Frauen	nicht selten
Atmung	flache bis angehaltene Brustatmung
Muskeltonus	hoher Muskeltonus
Bewegung	reduzierte Körperbewegung
Entladung	wird lokal am Ort der Stimulation, also an der Klitoris, am äußeren Genital oder an den Tiefenrezeptoren des Genitals erlebt
Genusserleben allgemein	hoher Muskeltonus und geringe Körperbewegung schränken Genusserleben ein i.d.R. macht Entspannung nach dem Orgasmus das Genusserleben aus
Erleben bei Penetration	mehr Spielarten möglich: Tiefen- und Oberflächenrezeptoren
mögliche Einschränkungen	hohe Spannung der Beckenbodenmuskulatur führt zur Verengung der Vagina Schmerzen bei Penetration wenig Empfindsamkeit in der Vagina geringe Lubrikation

Mischform Vibrationsmodus	
Erregungssteigerung	durch Vibrationen des Vibrators oder des Duschkopfes Stimulation von Vibrationsrezeptoren, keine Reibungs- und Tiefenrezeptoren
Prävalenz bei Frauen	Seit Boom der »Spielzeugindustrie« ansteigend keine genauen Zahlen
Atmung	flache bis angehaltene Brustatmung
Muskeltonus	hoher Muskeltonus, besonders gesteigert kurz vor der Entladung
Bewegung	reduzierte Körperbewegung
Entladung	einfach und schnell, vor allem bei der Selbstbefriedigung vor allem lokal am Genital
Genusserleben allgemein	v.a. im Orgasmus und der anschließenden Entspannung
Erleben bei Penetration	häufig Abhängigkeit von zusätzlicher Vibration
mögliche Einschränkungen	Abhängigkeit von Sexspielzeug

Ondulierender Erregungsmodus	
Erregungssteigerung	durch fließendes Spiel der Bewegungen des Körpers
Prävalenz bei Frauen	ca. 10 % (Bischof, 2008)
Atmung	tiefe, entspannte Bauchatmung
Muskeltonus	mäandert zwischen hoch und tief
Bewegung	genüssliche, fluide, langsame Bewegungen in sämtliche Richtungen um die Körperachse dadurch: Stimulation von extero-, intero- und propriozeptiven Nervenendungen im ganzen Körper Rhythmus variiert Bewegungen oft groß und weich
Entladung	Orgasmus wird meistens nicht erreicht, da der Muskeltonus nicht hoch genug ist, um die Erregung im Genital genügend zu konzentrieren Falls Orgasmus angestrebt wird, kann auch kurzfristig in einen anderen Erregungsmodus gewechselt werden
Genusserleben allgemein	Ausbreitung der Erregung als kribbelndes Wohlgefühl durch den ganzen Körper sehr genussvoll, starkes emotionales Erleben
Erleben bei Penetration	Durch die Bewegung sind der Genitalbereich und der gesamte Körper stark durchblutet und dadurch empfindsam für Berührungen innen und außen. Es muss kein bestimmtes Ritual eingehalten werden, da ein großes Berührungs- und Bewegungsspektrum vorhanden ist.
mögliche Einschränkungen	ausbleibender Orgasmus, da Erregung nicht im Genital konzentriert wird

Wellenförmiger Erregungsmodus	
Erregungssteigerung	durch das Spiel feiner und kräftiger Bewegungen kombiniert mit Berührungen am gesamten Körper, dem äußeren Genitalbereich oder Penetration
Prävalenz	keine Angaben
Atmung	tiefe Bauchatmung synchron mit der Bewegung Ausatmung bei der Beckenbewegung nach vorn Einatmung bei der Beckenbewegung nach hinten
Muskeltonus	variables Spiel aus Anspannung und Entspannung dadurch Stimulation von Tiefen- und Oberflächenrezeptoren sowohl im ganzen Körper als auch im Genitale
Bewegung	Doppelte Schaukel Spiel feiner und kräftiger Bewegungen in der vertikalen Körperachse, die im Becken zulaufen
Entladung	wegen Stimulation der Tiefen- und Oberflächenrezeptoren und der stärkeren Durchblutung gelingt die Kanalisierung der Erregung zum Orgasmus
Genusserleben allgemein	Ausbreitung der Erregung als kribbelndes Wohlgefühl durch den ganzen Körper sehr genussvoll, starkes emotionales Erleben neben der genitalen Entladung findet eine emotionale Entladung statt
Erleben bei Penetration	wellenförmiges Zusammenspiel Potenzial, die Erregung über die Intensität der Bewegung selbst gut zu regulieren
mögliche Einschränkungen	unbekannt

Abbildungen

Alle Illustrationen (Abb. 2 bis 17) stammen von illustrakt.

Literatur

Alavi Kia, Romeo (2001). *Stimme – Spiegel meines Selbst. Ein Übungsbuch*. Bielefeld: Aurum Verlag.

Betzner-Brandt, Michael (2011). *Chor kreativ. Singen ohne Noten*. Kassel: Gustav Bosse Verlag.

Bischof, Karoline (2008). Orgasmusstörungen der Frau. In Karoline Bischof & Peter Gehrig (Hrsg.), *Leitfaden Sexualberatung für die ärztliche Praxis* (S. 1–30). Zürich: Pfizer AG.

Bischof, Karoline (2012). Sexocorporel in the promotion of sexual pleasure (Sexocorporel und die Förderung des Lusterlebens). In Osmo Kontula (Hrsg.), *Pleasure and Health (Proceedings of the Nordic Association for Clinical Sexology NACS)*, 59–68. http://ziss.ch/veroeffentlichungen/2012_Bischof_Sexocorporel_sexual_pleasure.pdf (09.01.2017).

Bischof, Karoline (2016). Lust auf Sex durch Lust am Sex – Das Begehren und die Neurophysiologie der Erotik. In Angelika Eck (Hrsg.), *Der erotische Raum – Fragen der weiblichen Sexualität in der Therapie* (S. 183–198). Heidelberg: Carl-Auer Verlag.

Bischof-Campbell, Annette (2012). Das sexuelle Erleben von Frauen als Spiegel ihres sexuellen Verhaltens. Masterarbeit. http://www.ziss.ch/veroeffentlichungen/Masterarbeit_Bischof-Campbell_kl.pdf (13.07.2014).

Bishop, Scott R. & Lau, Mark (2004). Mindfulness: A Proposed Operational Definition. *Clinical Psychology: Science and Practice, 11*(3), 230–241. doi:10.1093/clipsy.bph077.

Brotto, Lori, Basson, Rosemary, Drsicoll, Miriam, Smith, Kelly B. & Sadownik, Leslie (2015). Mindfulness-based group therapy for women with Provoked Vestibulodynia. *Mindfulness, 6*, 417–432.

Brotto, Lori & Basson, Rosemary (2014). Group mindfulness-based therapy significantly improves sexual desire in women. *Behaviour Research and Therapy, 57*, 43–54.

Brotto, Lori, Erskin, Yvonne, Carey, Mark, Ehlen, Tom, Finlayson, Sarah, Heywood, Mark, Kwon, Janice, McAlpine, Jessica, Stuart, Gavin, Thomson, Sydney & Miller, Dianne (2012). A brief mindfulness-based cognitive behavioral intervention improves sexual functioning versus wait-list control in women treated for gynecologic cancer. *Gynecologic Oncology, 125*, 320–325.

Brotto, Lori & Woo, Jane S.T. (2009). Mindfulness training and applications to female sexuality. *The Female Patient, 34*, 38–39.

Brotto, Lori & Heiman, Julia R. (2007). Mindfulness in sex therapy: Applications for women with sexual difficulties following gynaecologic cancer. Leading Comment. *Sexual and Relationship Therapy, 22*(1), 3–11.

Clement, Ulrich (2016). *Dynamik des Begehrens. Systemische Sexualtherapie in der Praxis*. Heidelberg: Carl-Auer Verlag.

Cramer, Annette (1998). *Das Buch von der Stimme. Ihre formende und heilende Kraft verstehen und erfahren*. Zürich: Walter.

Desjardins, Jean-Yves, Chatton, Dominique, Desjardins, Lise & Tremblay, Mélanie (2010). Le sexocorporel. La compétence érotique à la portée de tous. In M. El Feki (Hrsg.), *La Sexothérapie: Quelle Thérapie Choisir En Sexologie Clinique?* 2. Aufl. (S. 63–103). Brüssel: De Boeck.

Deuter (1997). *Osho Kundalini Meditation* [Audio-CD]. New Earth Records (Silenzio).

Düring, Eva-Maria (2011). »Erste allgemeine Verunsicherung?! Sexualpädagogik in der KjG«. Sexualpädagogische Arbeitshilfe. URL: http://www.eja-muenchen.de/fileadmin/eja_data/0100_BDKJ/0108_Positionen/Sexualpaedagogik/kjg_sexualpaed_arbeitshilfe_web_final.pdf (11.06.2014).

Ensler, Eve (2005). *Die Vagina-Monologe*. München: Piper

Fugl-Meyer, Kerstin S., Öberg, Katarina, Lundberg, Per Olov, Lewin, Bo & Fugl-Meyer, Axel (2006). On orgasm, sexual techniques, and erotic perceptions in 18- to 74-year-old Swedish women. *The Journal of Sexual Medicine, 3*(1), 56–68. doi:10.1111/j.1743-6109.2005.00170.x

Gehrig, Peter (2013). Das Konzept des Sexocorporel. http://ziss.ch/sexocorporel/Sexocorporel-Grundlagen.pdf (05.06.2016).

Geuter, Ulfried (2007). Geschichte der Körperpsychotherapie. In Gustl Marlock & Halko Weiss (Hrsg.), *Handbuch der Körperpsychotherapie* (S. 17–40). Stuttgart: Schattauer.

Gies, Maria & Koppermann, Carola (2004). Es leben Bauch und Hände. Körperarbeit im Kontext der Sexualpädagogik. In Stefan Timmermanns, Elisabeth Tuider & Uwe Sielert (Hrsg.), *Sexualpädagogik weiter denken. Postmoderne Entgrenzungen und pädagogische Orientierungsversuche* (S. 199–217). Weinheim: Juventa-Verlag.

Haarmann, Claudia (2011). Die Offenheit seit der »sexuellen Revolution« – nur ein Mythos? Die Scham ist nicht vorbei. *BzgA Forum Sexualaufklärung und Familienplanung, 3*, 12–16

Haberger, Rita (2010). Neuroanatomie und Physiologie der Entspannungsreaktion. *Die Psychodynamische Psychotherapie, 9*(2), 109–113.

Haeberle, Erwin (1983). *Die Sexualität des Menschen: Handbuch und Atlas*. Berlin: Verlag Walter de Gruyter & Co.

Heckert, Regina (2009a). *Tantramassagen*. Sammelmappe. Speyer. [online erhältlich unter: https://befree-tantra.de/tantra-download/tantra-massage-anleitungen.html].

Heckert, Regina (2009b). Die Liebe sieht nichts als die Schönheit eines Menschen. *Connection Tantra Spezial, 83*, 38–43.

Henning, Ann-Marlene & Bremer-Olszewski, Tina (2012). *Make love. Ein Aufklärungsbuch*. Berlin: Rogner & Bernhard.

Hinz, Andreas, Brähler, Elmar, Brosig, Burkhard & Stirn, Aglaja (2006). Verbreitung von Körperschmuck und Inanspruchnahme von Lifestyle-Medizin in Deutschland. *BZgA Forum Sexualaufklärung und Familienplanung, 1/2006*, 7–11.

Hölzel, Britta & Brähler, Christine (2015). Achtsamkeit mitten im Leben. In Britta Hölzel & Christine Brähler (Hrsg.), *Achtsamkeit mitten im Leben. Anwendungsgebiete und wissenschaftliche Perspektiven* (S. 7–19). München: O.W. Barth Verlag.

Hölzel, Britta (2015). Mechanismen der Achtsamkeit. Psychologisch-neurowissenschaftliche Perspektiven. In Britta Hölzel & Christine Brähler (Hrsg.), *Achtsamkeit mitten im Leben. Anwendungsgebiete und wissenschaftliche Perspektiven* (S. 43–77). München: O.W. Barth Verlag.

Hühn, Cornelia & Ullrich, Cornelia (2011). *Mehr als drei Jahrzehnte Frauengesundheit im Zentrum*. ffzg. http://www.fmgz-frankfurt.de/images/30_Jahre_Frauengesundheit.pdf (21.06.2014).

Johnstone, Keith (1993). *Improvisation und Theater*. Berlin: Alexander-Verlag.

Kabat-Zinn, Jon (2013). *Gesund durch Meditation. Das große Buch der Selbstheilung mit MBSR*. München: Knaur-Taschenbuch.

Kringelbach, Morten L., Berridge, Kent C. (2009). Towards a functional neuroanatomy of pleasure and happiness. *Trends Cogn Sci, 13*(11), 479–87. doi: 10.1016/j.tics.2009.08.006

Lange, Carmen Rethemeier, Annette (2013). Arbeit mit den Verhaltensvorgaben: Die Individualebene. In Margret Hauch (Hrsg.). *Paartherapie bei sexuellen Störungen. Das Hamburger Modell – Konzept und Technik* (S. 144–175). Stuttgart, New York: Thieme.

Lowen, Alexander (1979). *Bioenergetik. Therapie der Seele durch Arbeit mit dem Körper*. Reinbek bei Hamburg: Rowohlt-Taschenbuch-Verlag.

Lowen, Alexander & Lowen, Leslie (1985). *Bioenergetik für jeden. Das vollständige Übungshandbuch*. München: Kirchheim.

Marlock, Gustl & Weiss, Halko (2007). Einführung: Das Spektrum der Körperpsychotherapie. In Gustl Marlock & Halko Weiss (Hrsg.), *Handbuch der Körperpsychotherapie* (S. 1–12). Stuttgart u.a.: Schattauer.

Marwedel, Gesine (2012). *Bodypainting und Therapie. Hintergründe und Möglichkeiten von Körpermalerei im therapeutischen* Kontext. Aachen: Shaker Media.

Montagu, Ashley (1995). *Körperkontakt. Die Bedeutung der Haut für die Entwicklung des Menschen*. Stuttgart: Klett-Cotta.

Müller-Braunschweig, Hans (2010). Körper, Kopf und Kommunikation: körperorientierte und allgemeine Psychotherapie. In Hans Müller-Braunschweig & Niklas Stiller (Hrsg.), *Körperorientierte Psychotherapie. Methoden – Anwendungen – Grundlagen* (S. 4–39). Dordrecht: Springer.

Oeftering, Gaby Mardshana (2006). *Die innere Kraft der Frau. Beckenboden und Bauchtanz*. Ulm: Oriental Dance Art.

Ott, Ulrich & Hölzel, Britta (2011). Meditationsforschung: Neuroanatomische Befunde. http://www.arbor-seminare.de/files/MeditationForschung_%20HoelzelOtt.pdf (15.08.2014).

Rajneesh (2002). *Meditationsführer. Mit 60 Meditationstechniken*. München: Goldmann.

Rescio, Susanna-Sitari (2014). *Sex und Achtsamkeit. Sexualität, die das ganze Leben berührt*. Bielefeld: J. Kamphausen.

Rosenberg, Jack Lee (1983). *Orgasmus*. Berlin: Herzschlag

Rosenberg, Jack Lee, Rand, Marjorie L. & Asay, Diane (1996). *Körper, Selbst & Seele. Ein Weg zur Integration*. Paderborn: Junfermann.

Santarelli, F. (1987). Ricerca sui modi eccitatori (Research on the arousal modes). Genf. [unveröffentlichtes Dokument].

Sanyal, Mithu (2009). Vulva. Die Enthüllung des unsichtbaren Geschlechts. 2. Auflage. Berlin: Verlag Klaus Wagenbach.

Satir, Virginia & Baldwin, Michele (1988). *Familientherapie in Aktion. Die Konzepte von Virginia Satir in Theorie und Praxis*. Paderborn: Junfermann.

Schiftan, Dania (2016). Ausweitung der Lustzone – Wie Frauen ihren Weg zum Orgasmus finden. In Angelika Eck (Hrsg.), *Der erotische Raum – Fragen der weiblichen Sexualität in der Therapie* (S. 166–182). Heidelberg: Carl-Auer Verlag.

Schmidt, Stefan (2015). Der Weg der Achtsamkeit. Vom historischen Buddhismus zur modernen Bewusstseinskultur. In Britta Hölzel & Christine Brähler (Hrsg.), *Achtsamkeit mitten im Leben. Anwendungsgebiete und wissenschaftliche Perspektiven* (S. 21–42). München: O.W. Barth Verlag.

Schnarch, D. (2004). Der Weg zur Intimität. »Sexual Crucible« – Im Schmelztiegel der Sexualität. *Familiendynamik, 29*(2), 101–120.

Schulte, Christa (2001). *Tantra für Genießerinnen. Anregungen für den Genuss der Vielfalt lesbischer Erotik und Sexualität*. Berlin: Krug und Schadenberg.

Sielert, Uwe & Schmidt, Renate-Berenike (2012). Einleitung: Eine Profession kommt in die Jahre. In Renate-Berenike Schmidt (Hrsg.), Handbuch Sexualpädagogik und sexuelle Bildung (S. 11–22). Weinheim: Juventa.

Soeder, Sonja, Lehmann, Angelika, Tunn, Ralf & Grüsser-Sinopoli, Sabine (2006). Beckenbodenbewußtseinsschulung als Einflussfaktoren auf das sexuelle Erleben der Frau. https://www.google.de/url?sa=t&rct=j&q=&esrc=s&source=web&cd=1&ved=0ahUKEwjOr5HE0e3XAhUQ-qQKHbwbBvcQFggpMAA&url=http%3A%2F%2Fwww.alexianer-berlin-hedwigkliniken.de%2Ffileadmin%2Fuser_upload%2Falexianer-berlin-hedwig-kliniken.de%2FSHK%2FFlyer%2FDBBZ_Beckenbodenbewusstseinsschulung_DGGG.pdf&usg=AOvVaw0AgNYIhPaunQKNNaMBWkQ (03.12.2017).

Sparmann, Julia (2015). *Körperorientierte Ansätze für die Sexuelle Bildung junger Frauen. Eine interdisziplinäre Einführung*. Gießen: Psychosozial-Verlag.

Sparmann, Julia (2017). Persönliche sexuelle Revolutionen – Körperorientierte Sexuelle Bildung für Frauen. In Thomas Harms & Manfred Thielen (Hrsg.), *Körperpsychotherapie und Sexualität. Grundlagen, Perspektiven und Praxis* (S. 257–274). Gießen: Psychosozial-Verlag.

Stirn, Aglaja & Pica, Carina (2016). Nur die schönen Vögel sperrt man in Käfige? – Das Streben nach dem perfekten Körper und seinen Folgen. In Angelika Eck (Hrsg.), *Der erotische Raum – Fragen der weiblichen Sexualität in der Therapie* (S. 152–165). Heidelberg: Carl-Auer Verlag.

Stoedtner, Ilka (2013). Yonitalk. Was mache ich in der U-Bahn, wenn sie plötzlich anfängt zu sprechen? *Connection Tantra Spezial, 92* (29. Jg.), S. 51–53.

Tanzberger, Renate, Kuhn, Annette & Möbs, Gregor (2004). *Der Beckenboden – Funktion, Anpassung und Therapie: das Tanzberger-Konzept*. München: Urban & Fischer.

Tschudin, Sibil (2016). Babypause auch beim Sex? – Sexualität in der Schwangerschaft und nach der Geburt. In Angelika Eck (Hrsg.), *Der erotische Raum – Fragen der weiblichen Sexualität in der Therapie* (S. 208–224). Heidelberg: Carl-Auer Verlag.

Tuider, Elisabeth, Müller, Mario, Timmermanns, Stefan, Bruns-Bachmann, Petra & Koppermann, Carola (2012). *Sexualpädagogik der Vielfalt. Praxismethoden zu Identitäten, Beziehungen, Körper und Prävention für Schule und Jugendarbeit*. Weinheim: Juventa.

Valtl, Karlheinz (1997). Emanzipatorische Sexualpädagogik: Konsequenzen für Aus- und Fortbildung. Vortrag bei der Fachtagung »Sexualpädagogik und Sexualwissenschaft: Bestandsaufnahme und Perspektiven für sexualpädagogische Qualifizierungsmaßnahmen« am 12.04.1997, Fachhochschule Merseburg. https://www.isp-dortmund.de/downloadfiles/Emanzipatorische%20Sexualp%C3%A4dagogik%20(Merseburg%201997)%20.pdf (06.06.2014).

Valtl, Karlheinz (2012). Sexuelle Bildung: Neues Paradigma einer Sexualpädagogik für alle Lebensalter. In Renate-Berenike Schmidt (Hrsg.), *Handbuch Sexualpädagogik und sexuelle Bildung* (S. 125–140). Weinheim: Juventa.

Valtl, Karlheinz (2004). Tantra: Vision einer ganzheitlichen Kultur von Sexualität und Anregung zu einer neuen Sexualpädagogik. In Stefan Timmermanns, Elisabeth Tuider & Uwe Sielert (Hrsg.), *Sexualpädagogik weiter denken. Postmoderne Entgrenzungen und pädagogische Orientierungsversuche* (S. 161–197). Weinheim u.a.: Juventa.

Vlcek, Radim (2000). *Workshop Improvisationstheater. Übungs- und Spielesammlung für Theaterarbeit, Ausdrucksfindung und Gruppendynamik*. Donauwörth: Auer.

Wirth, Silvio (2011). *Integrales Tantra*. Hamburg: Phänomen-Verlag.

Psychosozial-Verlag

Julia Sparmann

Körperorientierte Ansätze für die Sexuelle Bildung junger Frauen

Eine interdisziplinäre Einführung

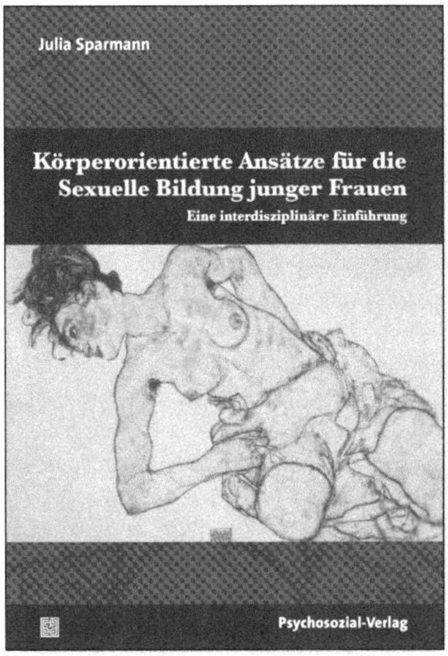

Dezember 2015 · 113 Seiten · Broschur
ISBN 978-3-8379-2519-7

Fundierte Grundlagenarbeit, fachliche Auseinandersetzung, interdisziplinäre Offenheit – ein neuer Zugang zur Sexuellen Bildung junger Frauen.

Junge Frauen stehen mit ihrem Körpergefühl und sexuellem Erleben im Spannungsfeld individuell biografischer Erfahrungen und gesellschaftlicher Ideale. Sie besitzen in der heutigen Zeit ein ausgeprägtes Körperbewusstsein, doch statt körperlichen Wohlbefindens stehen oft kritische Selbstbewertung und Kontrolle im Vordergrund. Körperorientierte Methoden stärken über sinnlich-konkrete Selbsterfahrung die Körperwahrnehmung und erweitern sexuelle Fähigkeiten und Potenziale.

Julia Sparmann verbindet erprobte Methoden aus Körperpsychotherapien, dem sexualtherapeutischen Ansatz Sexocorporel und Tantra zu einem Konzept körperorientierter Herangehensweisen für die Sexuelle Bildung. Ressourcenorientiert werden die Hintergründe der Ansätze reflektiert und im Sinne einer emanzipatorischen Sexuellen Bildung modifiziert. Es wird deutlich, dass die Vermittlung der komplexen Zusammenhänge zwischen Atem, Muskeltonus und Bewegung sowie die Betonung eines achtsamen Körperzugangs dabei eine große Bereicherung darstellen.